JN205463

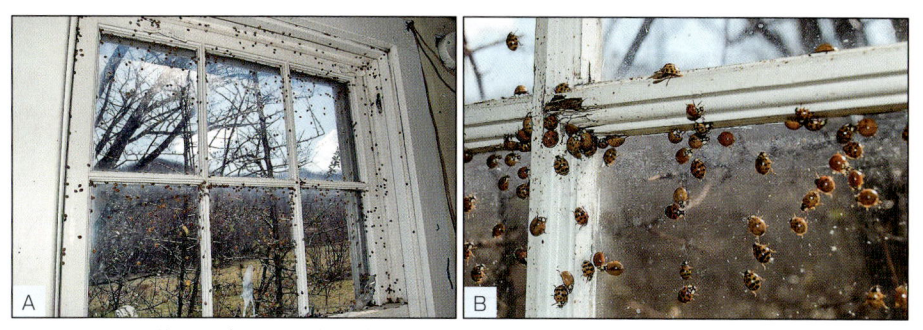

口絵1 越冬のために住宅（米国）へ侵入したナミテントウ *H. axyridis* の集団
A：窓枠に集まった集団，B：拡大図
（国立病院機構千葉東病院アレルギー科医長 中澤卓也先生ご提供）

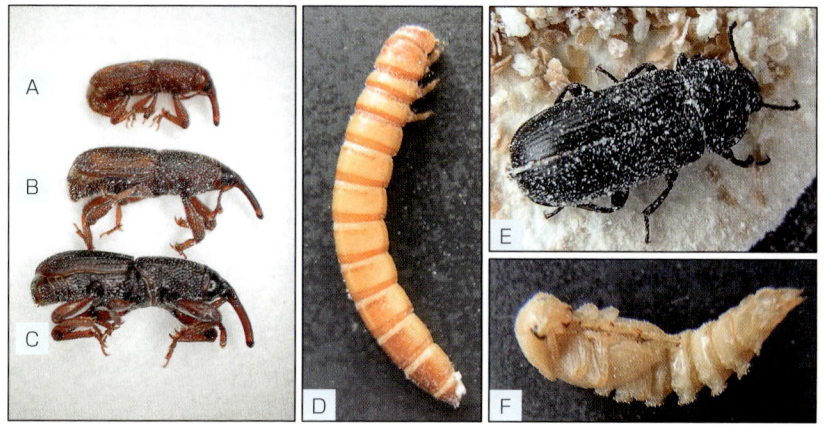

口絵2 コクゾウムシ類3種とチャイロコメノゴミムシダマシ
A：ココクゾウムシ *S. oryzae*，B：コクゾウムシ *S. zeamais*，C：グラナリアコクゾウムシ *S. granarius*，
D〜F：チャイロコメノゴミムシダマシ *T. molitor*（幼虫＝ミールワーム，成虫，蛹）

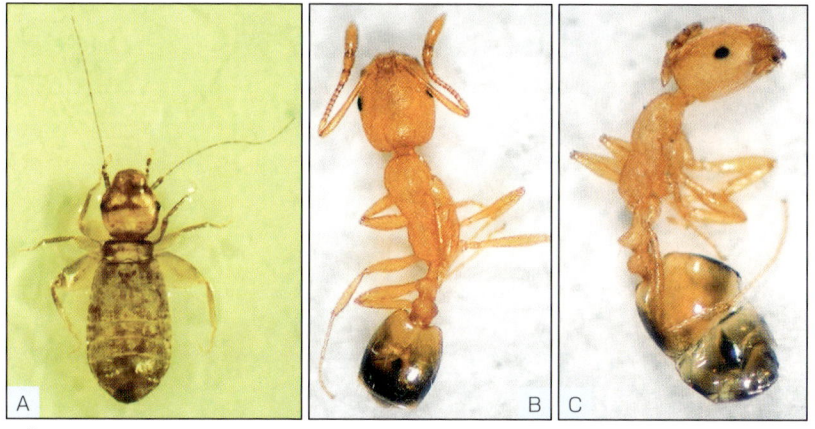

口絵3 A：ヒラタチャタテ *L. bostrichophila*，イエヒメアリ *M. pharaonis*（B：背面，C：側面）

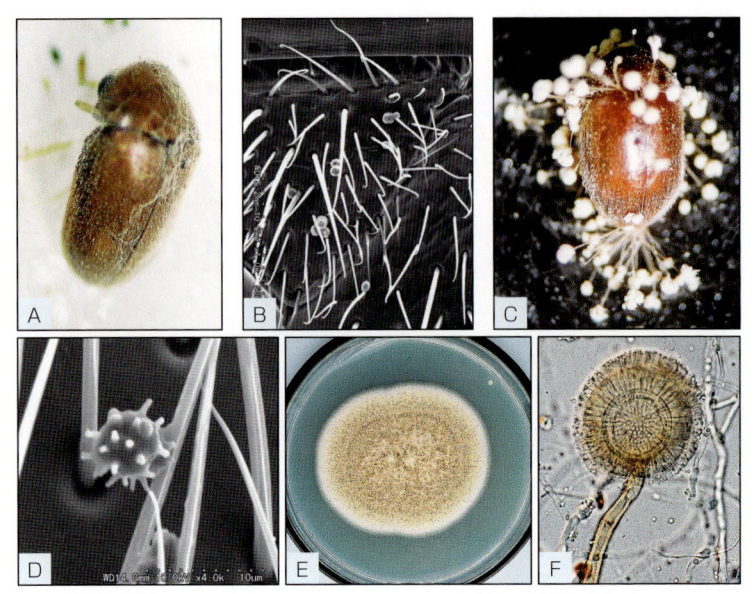

口絵4 タバコシバンムシ *L. serricorne* と体表に付着するカビ

A：背面にカビ菌糸発生，B：カビ胞子が付着した小循板付近の SEM 像，C：コウジカビの感染・繁殖事例，D：体毛に粘着物質によって付着しているコウジカビの胞子の SEM 像，E：相性の良い *Aspergillus westerdijkiae* のコロニー，F：*A. westerdijkiae* の光学顕微鏡像

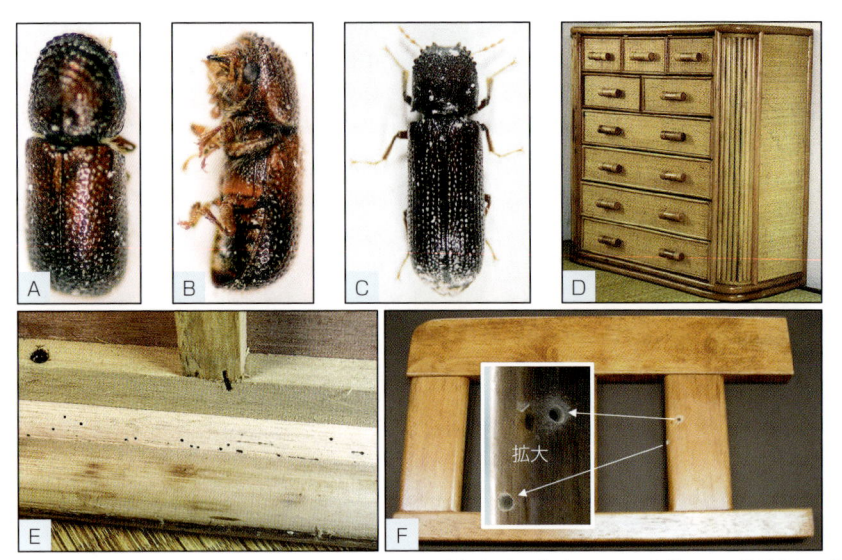

口絵5 A・B：ヒメタケナガシンクイ *D. bifoveolatus*（背面，側面）と D・E：本種による籐製家具の加害痕（全景，底板の加害痕），C：オオナガシンクイ *H. hamatipennis* と F：本種によるラワン材製ベッドの加害痕

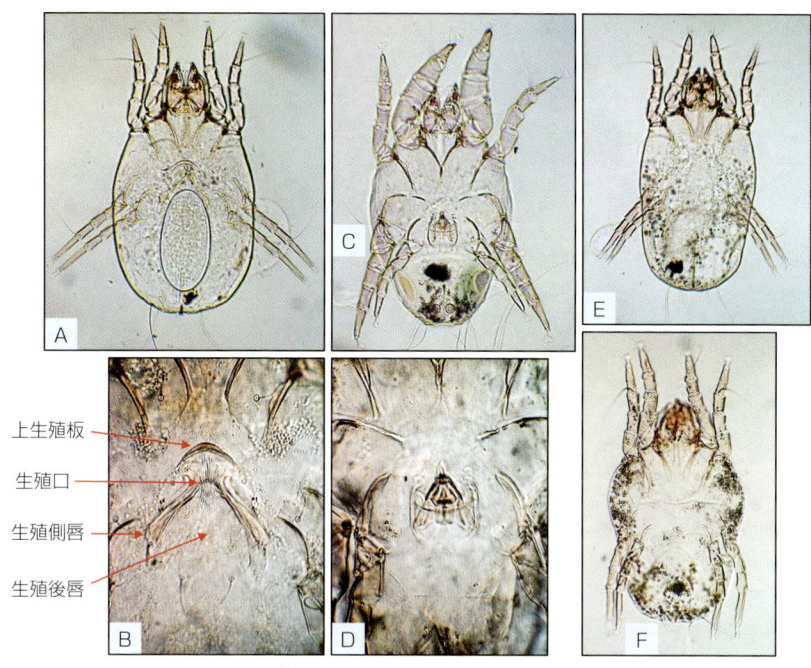

口絵6 コナヒョウヒダニ *D. farinae*
A：成ダニ♀（抱卵），B：生殖器♀，C：成ダニ♂，D：生殖器♂
E：第3若虫（後若虫）♀，F：第3若虫（後若虫）♂

（B図のラベル）上生殖板／生殖口／生殖側唇／生殖後唇

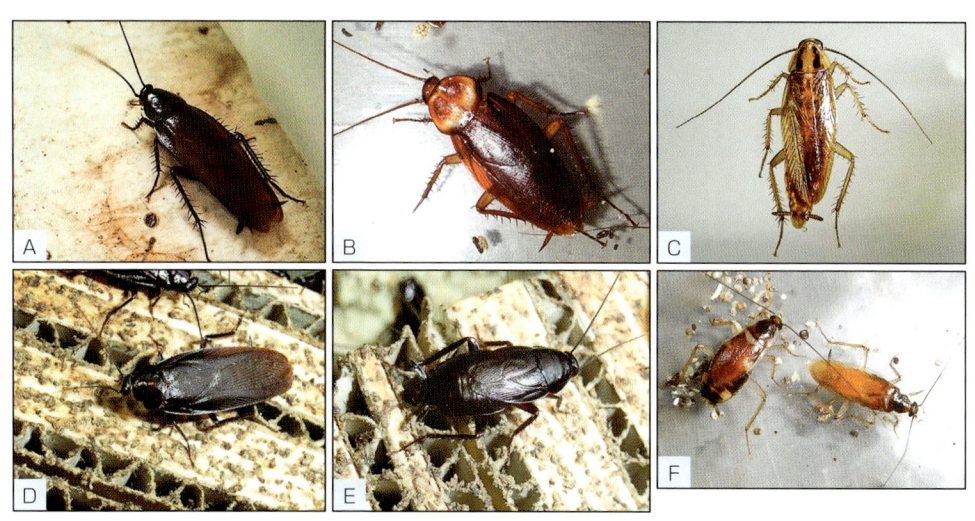

口絵7 A：クロゴキブリ *P. fuliginosa*，B：ワモンゴキブリ *P. americana*，C：チャバネゴキブリ *B. germanica*，D・E：ヤマトゴキブリ *P. japonica*（♂，♀），F：チャオビゴキブリ *S. longipalpa*

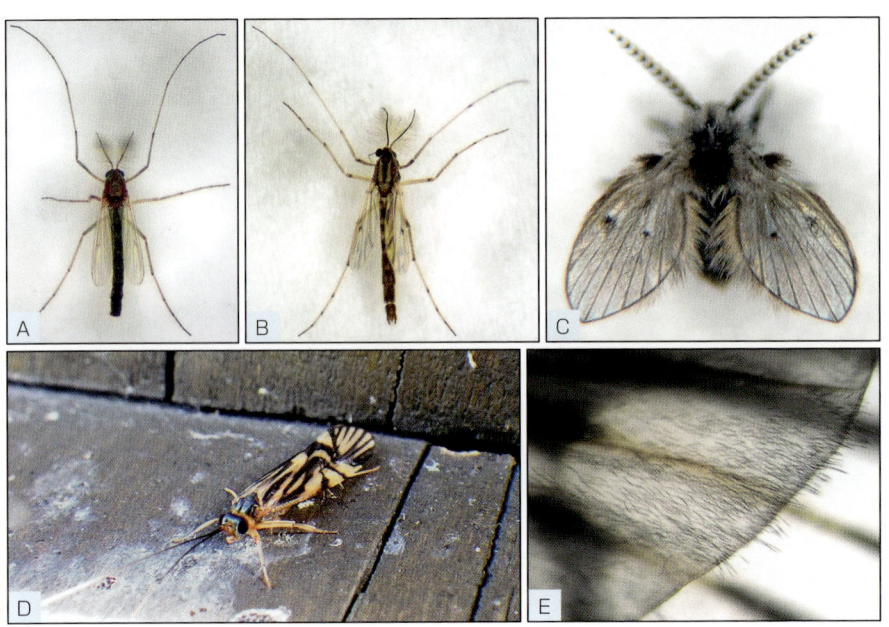

口絵8　A：セスジユスリカ *C. yoshimatsui*，B：ウスイロユスリカ *C. kiiensis*，C：オオチョウバエ *C. albipunctata*，D〜E：オオシマトビケラ *M. radiatum*（成虫，翅の拡大図＝翅毛）

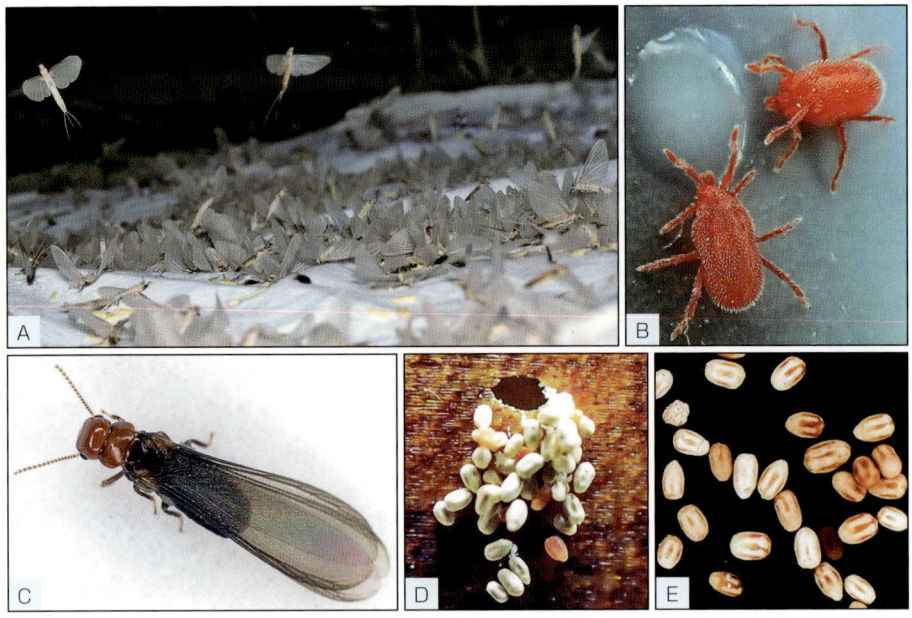

口絵9　A：オオシロカゲロウ *E. shigae* の日本での大量発生（立正大学 関根一希博士ご提供），B：カベアナタカラダニ *B. murorum*（鐵 慎太朗氏ご提供），C〜E：アメリカカンザイシロアリ *I. minor*（成虫＝羽アリ，糞出し孔と排出された糞，糞の拡大）

アレルゲン害虫のはなし

―アレルギーを引き起こす虫たち―

川上 裕司 [編]

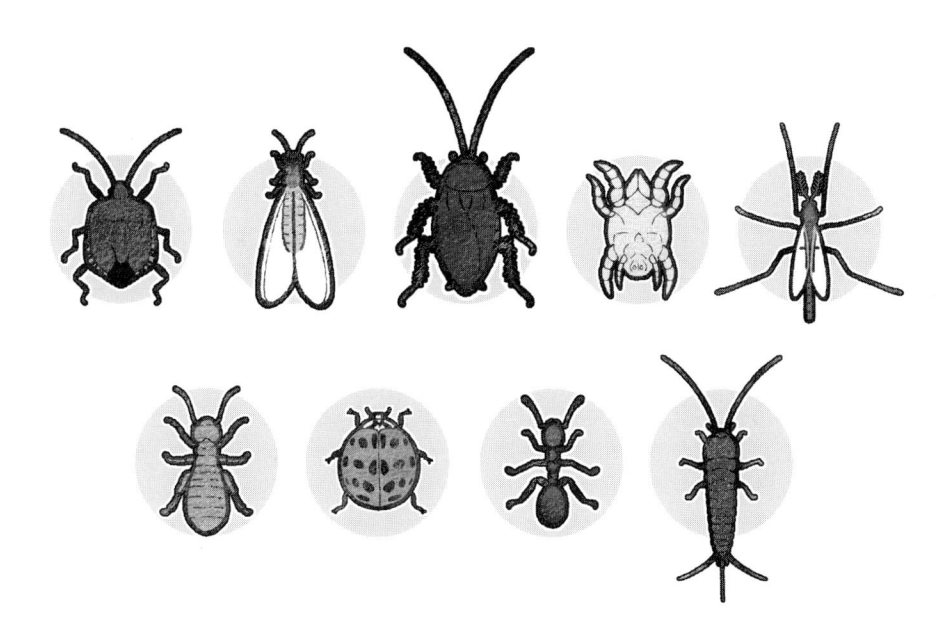

朝倉書店

執 筆 者

福 冨 友 馬 　独立行政法人国立病院機構 相模原病院 臨床研究センター
　　　　　　診断・治療薬開発研究室室長　博士(医学)

後 藤 哲 雄 　流通経済大学 経済学部 教授／茨城大学名誉教授
　　　　　　農学博士

廣 瀬 博 宣 　廣瀬産業株式会社 代表取締役社長

* 川 上 裕 司 　株式会社エフシージー総合研究所 取締役・暮らしの科学部 部長　博士(農学)
　　　　　　東京家政大学環境教育学科／大学院人間生活学総合研究科 非常勤講師

木 村 悟 朗 　イカリ消毒株式会社 技術研究所 副所長
　　　　　　博士(工学)

小 松 謙 之 　株式会社シー・アイ・シー 研究開発部 部長
　　　　　　博士(学術)

小 峰 幸 夫 　独立行政法人国立文化財機構 東京文化財研究所 保存科学研究センター
　　　　　　アソシエイトフェロー

宮ノ下明大 　農研機構 食品研究部門 食品安全研究領域 食品害虫ユニット ユニット長
　　　　　　博士(農学)

島 野 智 之 　法政大学 国際文化学部／自然科学センター 教授
　　　　　　博士(学術)

(アルファベット順，＊は編者)

まえがき

　近年の住宅は，夏の暑さを凌ぐ夏型住宅から冬の寒さを回避することに主眼を置いた冬型住宅へと変貌しました．そして，高断熱高気密の住宅を取り巻く周辺環境も大きく様変わりしてきているといえるでしょう．気密性の高い住宅への変化は，年間を通して室内の寒暖差を縮めることに成功しましたが，その一方で室内の換気回数を著しく減少させたようです．実際に，暖房時の換気回数（回／時間）の比較では，木造住宅が0.5～1.0回／時間であるのに対して，コンクリート住宅は0.2～0.6回／時間との報告があります．木造では自然な空気の出入りが多いのですが，コンクリートでは気密性が増して空気の出入りが明らかに減少する傾向にあります．そのため，気密性の高い住宅内において，健康に悪影響を及ぼす汚染物質が発生した場合には長時間滞留する可能性が高くなります．実例として，内部結露したエアコンの内部で発生したカビの胞子が室内に高濃度で浮遊することによる「アレルギー性疾患」が顕在化しています．また，物品が多く掃除が行き届かないような高気密住宅ではハウスダストの恒常的な貯留を招き，室内塵性ダニ類や家住性の小形昆虫類に快適な生活環境を提供することになります．子供達のアレルギー疾患が年々増加していることの一因として，このような現代の住宅事情があることは間違いないでしょう．

　文部科学省が毎年実施し，ホームページで公開している「学校保健統計調査」を参照すると，喘息罹患者の推移は1985年以前では幼稚園児から高校生までのすべての年代で1%以下であったようです．アレルギーとの関連性が高い「①アトピー性皮膚炎，②喘息，③鼻・副鼻腔疾患」について「学校保健統計調査：2017年度版」（確定）から2012年と直近の2016年，2017年の罹患率の推移を比較してみると，3つの疾患とも小学生の罹患率が高くなっています．室内環境における生物アレルゲンの代表格であるコナヒョウヒダニ（*Dermatophagoides farinae*）が主原因であるアトピー性皮膚炎の罹患率はどの年代でもほぼ横ばいであるのに対して，喘息は高校生ではわずかに減少傾向が見られます．これに対して，鼻・副鼻腔疾患はどの年代でもほかの2つの疾患よりも罹患率が高く，とくに小学生と中学生の罹患率が際立っています．5大吸入アレルゲンとして「①

室内塵性ダニ（コナヒョウヒダニ，ヤケヒョウヒダニ），②真菌（子嚢菌，担子菌），③愛玩動物（犬，猫）④　昆虫（ユスリカ，チャタテムシなど），⑤花粉（スギ，ブタクサなど）」が著名ですが，とくに浮遊真菌（カビ）の継続的な吸入がアレルギーの増悪因子として関与している可能性が高いと考えられています．室内環境における生物アレルゲンとして，「ダニ，カビ，ハウスダスト」が重要であることは周知の事実です．このうち，ハウスダストには室内塵性ダニ類の排泄物と死骸が多く含まれるほか，チャタテムシ類，タバコシバンムシの虫体片，カツオブシムシ類幼虫の脱皮殻，ノシメマダラメイガの虫体片，コイガの虫体片，アメリカカンザイシロアリの排泄物等々が想像以上にたくさん含まれています．また，都市河川や街路樹など都市環境生息型昆虫類の死骸もよく見つかることからハウスダスト中の生物アレルゲンは多種多様であるといえます．カビの胞子がたくさん含まれたハウスダストは，カビを餌とするチャタテムシ類を繁殖させることにもつながります．困ったことに，微小な害虫が引き起こすアレルギーは，地球の気候変動，大気汚染，都市化などとも連動して今後ますます増加することが懸念されています．

　本書は，寝具発生，食品混入，建材・家具穿孔，飛来侵入，越冬侵入などでしばしば問題となる害虫，すなわち，人々が日々過ごしている室内環境とそれを取り巻く周辺屋外環境で発生して生物アレルゲンとなる害虫を中心に，諸外国の臨床事例などから，アレルゲンとなる可能性のある害虫にもスポットを当て，平易に解説しています．アレルギーを専門とする医師や研究者だけではなく，PCOやIPM従事者の参考書になることを念頭に置き，害虫種ごとに専門家の先生方にご執筆いただきました．アレルゲン害虫に関心のある一般の方々にも興味をもって読んでいただけるように，新知見も盛り込んだ内容になっています．

　多忙な中，ご執筆いただいた先生方，本書の企画から編集まで終始お世話なった朝倉書店編集部諸氏，表紙をデザインしていただいた宮澤舞氏に心より感謝申し上げます．

　2019 年 11 月

川 上 裕 司

目　　　次

コラム目次

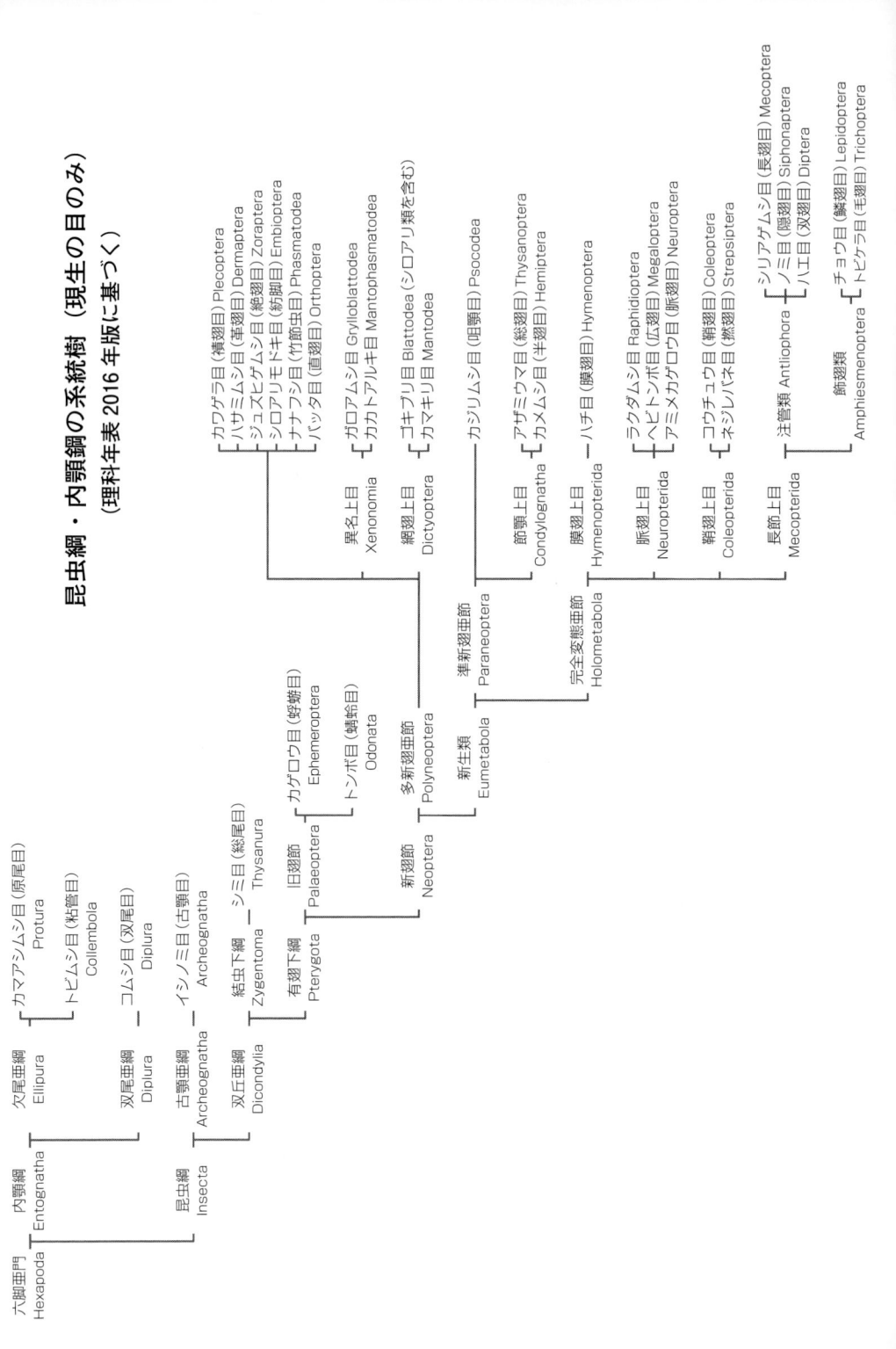

第 1 章
昆虫アレルゲンとは何か？

1.1　アレルギーとは何か？　アレルゲンとは何か？

　現在日本ではおおよそ2人に1人が何らかのアレルギー疾患をもっており，アレルギー疾患は国民病だといわれている．本章ではアレルギー疾患の原因としての昆虫について注目するが，本題に入る前に，アレルギー，アレルゲンという医学用語について説明する．

　医学用語としての「アレルギー」とは特定の物質（おもに外来物質）に対する免疫機序を介した副反応のことを指す．医療関係者ではない人は，あるものを吸って咳が出た，あるものを食べて痒くなったなどの"アレルギー様症状"のことを指して"アレルギー"とよぶが，医学用語としては，そのようなアレルギー様症状が免疫反応であることが明らかでない限り"アレルギー"とはよばない．アレルギーか否かで，その症状に対する対処方法も変わることが多いのでこの区別は厳密でなければならない．

　アレルギー反応のメカニズムとしては，Gell and Coombs 分類というものが有名である（表 1.1）．アレルギーのメカニズムを I 型，II 型，III 型，IV 型の 4 つに大きく分けるものである．臨床上重要なのは I 型アレルギーである．一般にアレルギー疾患というと I 型アレルギーのことを指している場合が多い．本書が扱うアレルギーも基本的に I 型アレルギーである．

　図 1.1 に I 型アレルギーのメカニズムに関して示す．I 型アレルギーのメカニズムは 2 段階あることが重要である．すなわち，感作相と惹起相である．このことはよくハチ毒アレルギーの例で説明されることが多く，ハチにはじめて刺された場合にすぐにアレルギー症状が出ることはないとされている．過去にハチに刺されたことがあってハチに対して IgE 抗体（Immunoglobulin E）を保有してい

表 1.1　アレルギーの Gell and Coombs の分類

分　類	機　序	症　状	検　査
I 型 （アナフィラキシー型）	IgE 抗体と肥満細胞または好塩基球	即時型反応	血液抗原特異的 IgE 抗体価 プリックテスト 皮内テスト
II 型 （細胞毒性型または細胞融解型）	抗体（通常 IgG）に介在される細胞融解	遅延型反応 溶血性貧血 血小板減少 好中球減少	
III 型 （免疫複合体型）	IgG と薬剤による免疫複合体の沈着と補体活性	遅延型反応 血清病 血管炎 薬剤熱	
IV 型 （細胞介在型）	T 細胞介在性	遅延型反応 皮膚症状が主体	パッチテスト

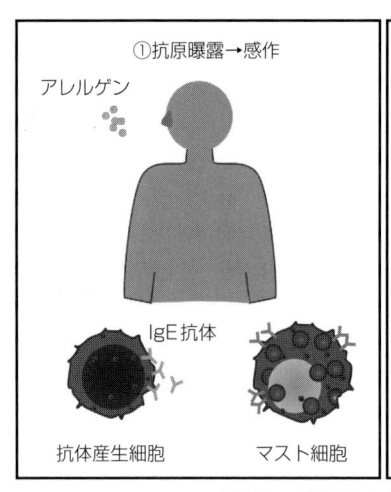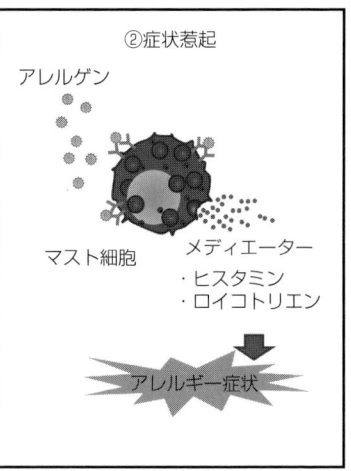

図 1.1　I 型アレルギーのメカニズム

る（感作相）ものが，次にハチに刺された場合にアレルギー症状を経験する（惹起相）．もともとハチ毒に IgE 抗体を保有していないヒトは，ハチに刺されてもアレルギー症状を引き起こさない．感作相ではアレルゲンは，皮膚，気道，食餌を介して体内に侵入して，体内の抗体産生細胞がこのアレルゲンに対して IgE 抗体を産生するようになる．この IgE 抗体は皮膚や粘膜に存在するマスト細胞

の表面に結合して，次なるアレルゲンの侵入に備えている．その後，同じアレルゲンが再度体内に侵入した場合，アレルゲンがマスト細胞表面に結合しているIgE抗体に結合する．結合するとマスト細胞は活性化し，ヒスタミン，ロイコトリエンなどの物質（ケミカルメディエーター）を作って体内にばらまく．この物質が体に作用して，痒み，じんましん，くしゃみ，喘息発作などのアレルギー症状を引き起こす（症状の惹起）．また，このアレルギー反応におけるアレルゲンは通常感作相，惹起相同一のアレルゲンであることが多いが，必ずしも同一のアレルゲンでなくてもよい．感作相と惹起相のアレルゲンが別のものでも交差抗原性（p.15参照）があれば，症状が起こることもある．この現象は後述する昆虫アレルゲンどうしの交差反応性に関係する．

　医学用語としての"アレルゲン"とは上述の免疫反応としてのアレルギーの原因になる抗原物質（原因物質）のことを指す．Ⅰ型アレルギーの場合は，アレルゲンはタンパク質であることが多い．この理由の1つとして，Ⅰ型アレルギー反応ではアレルゲンがマスト細胞表面の2つのIgE抗体と架橋結合しなければ，マスト細胞の活性化が起こらないことに関係している．タンパク質のようなある程度粒の大きい（たとえば分子量が3000 Da以上）粒子でなければ，物理的に架橋結合は起こさないとされる．したがって，昆虫の場合であってもアレルゲンは，基本的には昆虫由来のタンパク質のことを指している．

1.2　昆虫に対するアレルギーの研究の歴史

　アレルギーの原因として，読者が最初に思い浮かべるのはダニではないだろうか？　しかしながら，歴史的にはアレルギー原因物質としてはダニよりも古くから報告があるのは昆虫である．

　歴史的には，職業性アレルゲンとして昆虫の重要性を報告するものが多い．その理由としては，職業性の即時型アレルギーは，抗原曝露に起因した抗原感作とアレルギー性疾患発症の関係が比較的明瞭であり，昆虫アレルゲン曝露と疾患発症の因果関係について説得力をもって説明できるためである．

　日本ではかつては養蚕が盛んであったことから，職業性昆虫アレルギーの1つとして，養蚕に関連した喘息が報告されてきた．1950年代に養蚕業者の間に，カイコ（カイコガ *Bombyx mori* の幼虫）にマユを作らせる際に用いた補助装置である"まぶし"を清掃するときや"まぶし"からマユを採取する作業のときに

発症する喘息，“まぶし喘息”が報告されてきた．後の研究でカイコの排泄物が，まぶしに付着し，その乾燥した浮遊粒子を吸入することによってアレルギー症状を起こしていることが明らかになった（浦野，1966）．さらに，まぶし関連作業時以外にも成虫のカイコガを交配させる作業を行うときに，喘息症状をきたす症例（“家蚕リン毛喘息”）も後に報告されている（小林ほか，1971）．

　国際的には，釣餌として利用されている生きた昆虫の幼虫（live fish bait：LFB）による職業性吸入性アレルギーがよく知られている．漁師や LFB の養殖業者など職業上釣餌に曝露されるヒトにおいて，LFB 曝露時の鼻炎症状や喘息，即時型の全身性のアレルギー症状が報告されている（Siracusa *et al.*, 1994）．一般に，LFB には，ハチノスツヅリガ *Galleria mellonella*，チャイロコメノゴミムシダマシ *Tenebrio molitor* などゴミムシダマシ科の甲虫（総称して mealworm と称す），キンバエ *Lucilia Caesar*（英名：green bottle），オオクロバエ *Calliphora vomitoria*（英名：blue bottle），ルリキンバエ *Protophormia terraenovae*，ユスリカ *Chironomus thummi thummi*（英名：red migde），などの生きた昆虫の幼虫が用いられることが多く，それらの曝露による症例がよく知られている．原因アレルゲンはこれらの幼虫の虫体成分や分泌物であると考えられており，加熱された釣餌では抗原性が低下することが示唆されている．ただし，ユスリカに関しては冷凍のユスリカ幼虫もしばしば釣餌に用いられ，凍結乾燥されたアレルゲンでも症状が誘発されるようである（1.3.4 項参照）．職業性に LFB に曝露されているヒトを対象にした疫学調査では，その 32％が LFB に感作されており，LFB 感作は職業関連のアレルギー症状と関連していたとしている．

　また，パン屋やそのほかの穀物を扱う仕事の従事者における職業性アレルギーの原因として小麦や穀物そのものへのアレルギーでなく，それらを加害する甲虫類やチョウ目の昆虫が原因となることもよく知られている（Armentia, Martinez *et al.*, 1997）．穀物を汚染した，スジコナマダラメイガ *Ephestia kuehniella*（英名：Mediterranean flour moth），ノシメマダラメイガ *Plodia interpunctella* HÜBNER（英名：Indian meal moth），ヒラタコクヌストモドキ *Tribolium confusum*（英名：confused flour beetle），グラナリアコクゾウムシ *Sitophilus granarius*（英名：granary weevil），キンカメムシ科の *Eurygaster austriaca*，チャタテムシの一種である *Liposcelis decolor* に対するアレルギー症例が報告されている．

　そのほか，コオロギ，イナゴ，スジコナマダラメイガ，ショウジョウバエなどの昆虫を扱う研究者や養殖業者の職業性アレルギーも報告されている．このよう

表 1.2 職業性の吸入性昆虫アレルギー：代表的な病態

病　態	原因昆虫とアレルゲン
養蚕関連喘息	まぶし喘息：カイコガ（*Bombyx mori*）の幼虫の排泄物 家蚕リン毛喘息：カイコガ成虫のリン毛
釣餌（fish bait）曝露者（漁師，餌の養殖業者など）	ハチノスツヅリガ，ゴミムシダマシ科の甲虫，キンバエ，オオクロバエ，ユスリカの幼虫
穀物豆類害虫	ノシメマダラメイガ，タバコシバンムシ，グラナリアコクゾウムシなど
昆虫を扱う研究者・養殖者	イナゴ，コオロギ，スジコナマダラメイガ，ショウジョウバエなど

に数多くの昆虫が職業性アレルギーの原因アレルゲンとなりうることが報告されており（表 1.2），基本的にどのような昆虫でも頻回に職業性の抗原曝露を受ければアレルギー疾患の原因になりうると考えるべきである．

1.3　環境アレルゲンとしての昆虫

1.3.1　環境昆虫アレルゲンへの感作頻度

　上述のように，職業性アレルゲンとしての昆虫由来アレルゲンの重要性は古くからよく知られていた．一方，多くの研究で，アレルギー疾患を有している患者において，特定の職業に従事していなくても各種昆虫アレルゲンへの感作率（アレルギーがある者の割合）が高いことは示されており，環境アレルゲンとしての重要性も示唆されている．

　環境中の昆虫アレルゲンへの感作率は国際的比較の上で，非常に地域差が大きい．これは，屋内外環境において優勢な昆虫種に地域差があるためであると思われる．表 1.3 にこれまで報告されている節足動物アレルゲンへの感作率を評価した主要な文献をまとめた．対象集団や IgE 抗体の評価方法は研究によって異なるが，ゴキブリに対してでもその感作率は 4％から 48％と顕著な地域差がある．図 1.2 に相模原病院（神奈川県）のアトピー型喘息患者における各種節足動物への IgE 抗体保有率（アレルギーの頻度）を示した．日本の患者の特徴は，ゴキブリ感作が少なく，ガとチャタテムシの感作の頻度が比較的高いことである．同時に，同じ対象患者にタバコシバンムシとノシメマダラメイガのエキスを用いて皮膚テストを行い，陽性率がそれぞれ 29％，37％であったことも示されている．

表1.3　一般アレルギー性疾患患者における環境昆虫アレルゲンへの感作率（アレルギーのある者の割合）

著　者	地　域	対　象	方　法	HDM	ゴキブリ	ガ	そのほか
Gupta *et al.* (1990)	インド デリ	成人喘息	皮内テスト	NA	33%	25%	ハエ 43% カ 34%
Lierl *et al.* (1994)	アメリカ オハイオ	小児アトピー型喘息	In house ELISA	NA	NA	43%	ハエ 23%
Perzanowski *et al.* (1999)	スウェーデン 北部	小児喘息	CAP-FEIA	3%	4%	ND	—
Dowaisan *et al.* (2000)	クウェート	（小児〜成人）アレルギー性鼻炎	CAP-FEIA	32〜39%	48%	NA	—
Montealegre *et al.* (2004)	プエルトリコ	（小児〜成人）鼻炎・喘息・アトピー性皮膚炎	SPT	94%	42%	NA	—
Smith *et al.* (2005)	アメリカ ウエストバージニア州	成人喘息	SPT	29%	19%	6%	カゲロウ 11%
Araujo *et al.* (2014)	ブラジル クリチバ	（小児〜成人）喘息・鼻炎	CAP-FEIA	87%	48%	61%	—
Fukutomi *et al.* (2012)	日本 相模原	アトピー型喘息	In house ELISA	73%	16%	35%	ヒラタチャタテ 22%

HDM：house dust mite, NA：not assessed
CAP-FEIA：ImmunoCAP 法による血液抗原特異的 IgE 抗体価測定
SPT：skin prick test

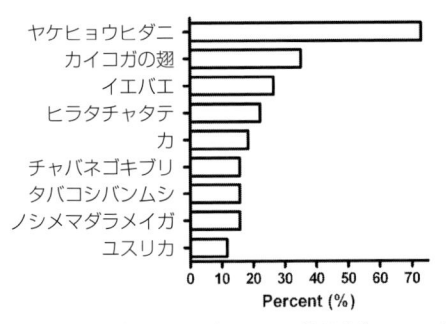

図1.2　アトピー型喘息患者185名における節足動物アレルゲンへの
IgE 抗体陽性率（Fukutomi *et al.*（2012）より引用改変）

1.3.2 ガなどチョウ目昆虫

日本のアレルギー性疾患患者においてもっとも IgE 抗体陽性率（アレルギーの頻度）が高いといわれている昆虫アレルゲンはガである．チョウ目昆虫（ガやチョウなど）は歴史的には上述のように養蚕関連喘息と関連して検討されてきたが 1970 年代になって環境アレルゲンとしての重要性を示す知見が得られている．1970 年代の日本の研究で，成人喘息患者においてチョウ目昆虫の感作率は 50%以上で，感作症例においてはこれらの昆虫の抽出液による吸入誘発試験で喘息発作が誘発されることが示されている（Kino and Oshima, 1978）．さらに，カイコガの翅はそのほかのチョウ目である環境中のチョウやガのアレルゲンと高い交差反応性をもつこと，カイコガの翅の抽出液がそのほかのチョウ目の翅の抽出液の代用として利用できることが示されている．現在実地臨床で施行できるガ特異的IgE 抗体価検査（ImmunoCAP 法）はカイコガの翅のみを使用して抽出液を作製している．さらに，日本の研究で，エアサンプラーを用いて捕集した大気浮遊粉塵中のアレルゲン量の測定により，カイコガ，トビケラ，ユスリカの飛散アレルゲン量が 6 月と 10 月をピークとした二峰性のパターンを示し，感作患者の喘息発作のタイミングと一致すると報告されている（図 1.3）．また，日本のアレ

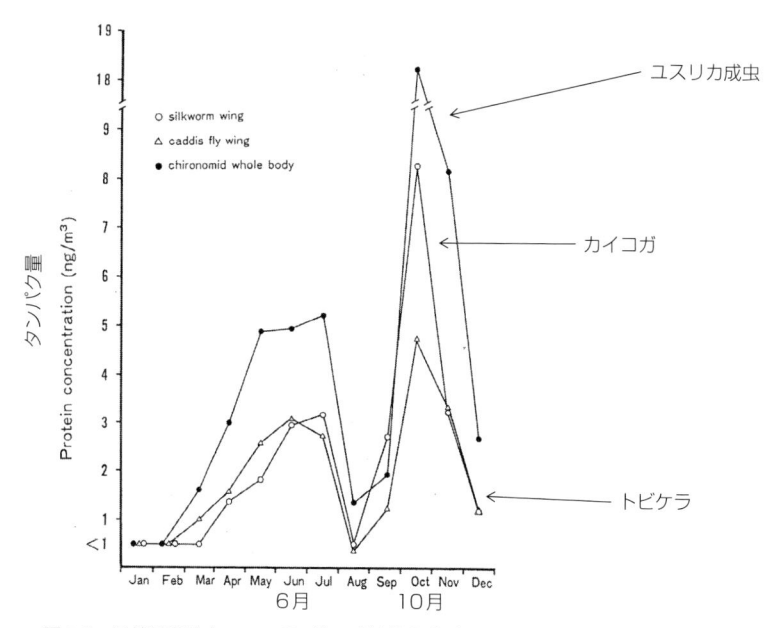

図 1.3 屋外浮遊昆虫アレルゲン量の季節性変動（Kino *et al.*（1987）より引用改変）

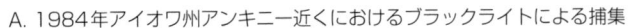

A. 1984年アイオワ州アンキニー近くにおけるブラックライトによる捕集

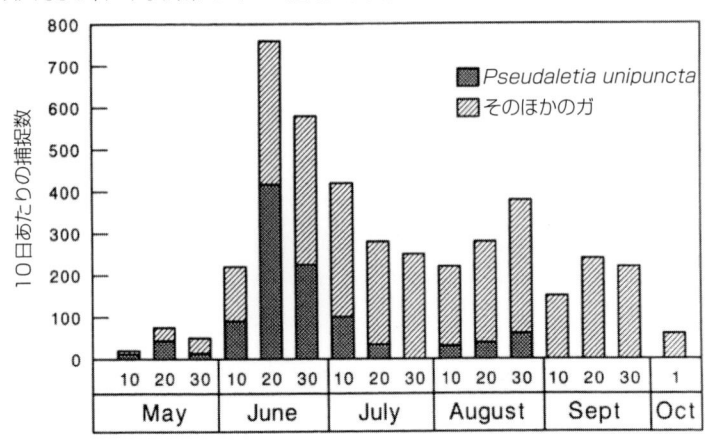

B. ミネソタ州ロチェスター近くにおける空中飛散ガアレルゲン

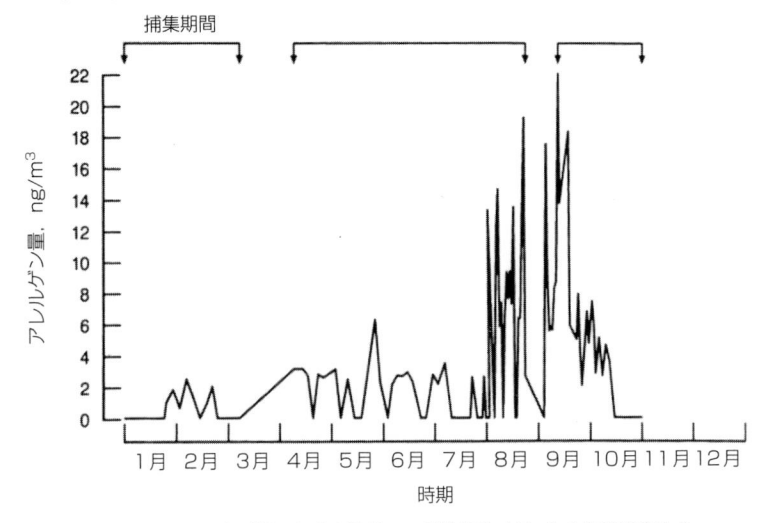

図1.4　アメリカ中西部における屋外でのガ捕集量（A）と大気浮遊塵中の
　　　　　ガアレルゲン量（B）（Wynn *et al.*（1988））

ルギー性鼻炎患者を対象にした研究は，30％以上のアレルギー性鼻炎患者がガ
（ImmunoCAP 法）に感作されていることを示している．とくに重症のアレルギ
ー性鼻炎で感作率が高く，比較的高齢の鼻炎患者にも高い感作率が認められるこ
とも報告されている（Suzuki *et al.*, 1995）．

　一方，チョウ目昆虫の重要性を示す報告はアメリカからもなされている．アメリカで5月と6月に屋外から家屋内に侵入してくる miller moth（*Acronicta leporina*）による吸入性アレルギーの2例の症例報告がある（Storms *et al.*, 1981）．また，アメリカ中西部における研究では，屋外を浮遊するガのブラックライトによる捕集と大気浮遊粉塵のエアサンプラーでの捕集を行い，ガアレルゲン量の季節性変動を明らかにしている（Wynn *et al.*, 1988）．ブラックライトでの捕集は6月と8月末で二峰性のピークをきたしたが6月のピークのほうが高かった．一方エアサンプラーによる捕集アレルゲン量は9月から10月でピークとなった（図1.4）．ガの捕集のピークと，アレルゲンのピークの差異を Wynn らは死んだガの虫体の破片が，作物の収穫期に大気中に舞い上がるためではないかと考察している．さらに彼らは，エアサンプラーで捕集された粒子の粒子径では0.8〜1.4 μm といった比較的小さな粒子が全体の43%を占めており，このような粒子径の粒子も抗原性を有していたとしている．

　このようにチョウ目昆虫は，屋外の環境アレルゲンとして検討されてきたわけであるが，同時に室内に侵入し，ハウスダストアレルゲンの重要な構成成分にもなっていると推測される．また，ノシメマダラメイガのように屋内で発生するチョウ目昆虫も知られている．したがって，チョウ目昆虫は屋内アレルゲンとしても重要である可能性があるが，このようなことを直接的に示す研究はほとんどなされていない．

1.3.3　チャタテムシ　（2.1節参照）

　チャタテムシは日本の室内塵の調査を行うと室内塵性ダニの次に高頻度かつ多量に検出される，室内環境にきわめて普遍的に存在する昆虫である．チャタテムシの中で，室内環境で検出される代表的なものはコナチャタテ科 Liposcelididae ヒラタチャタテ *Liposcelis bostrichophila* である（口絵3A）．

　日本の成人アトピー型喘息患者を対象にした研究では，22%の患者がヒラタチャタテへの特異的 IgE 抗体が陽性であったことが示されている（Fukutomi *et al.*, 2012）．日本の小児喘息患者においてもチャタテムシ特異的 IgE 抗体価の保有率は検討されている（尾上ほか，1996）．チャタテムシの CAP-RAST 陽性率は23.5%であり，セスジユスリカ 23.5%，カイコガ 39.2%，クロゴキブリ 15.7%，チャバネゴキブリ 15.7%と比較しても，昆虫アレルゲンの中でもかなり感作頻度が高いことが示されている．さらに感作された患児においてはチャタ

テムシによる抗原吸入誘発試験にて喘息発作が誘発されることも示されている．

　また，日本からのみならず，インドからもこの昆虫のアレルギーに関する報告がある．ボンベイの気道アレルギー患者宅の室内塵の25％で生きているチャタテムシを認め，20％にチャタテムシ感作を認めている（Patil *et al.*, 2001）．フランスから屋内家屋環境でこの昆虫が大発生して，それにより喘息を発症した症例が報告されている．この昆虫は，世界中のあらゆる環境の家屋に認められることがわかっており，とくに高温多湿な気候に属する地域であれば室内環境に相当量存在する可能性がきわめて高く，国際的に重要なアレルゲンである可能性も高い．

1.3.4　ユスリカ

　ユスリカに対するアレルギーは，おもに漁業関係者やそのほか職業性曝露者が発症する，魚の餌に用いるユスリカ幼虫への職業性アレルギーと，河川，湖，用水路などの水域から発生するユスリカ成虫のアレルゲンによる吸入性環境アレルギーの2つの病態がある．

　環境アレルゲンとしては，古くからスーダンのナイル川流域でユスリカ *Cladotanytarsus lewisi*（英名：green nimitti）が大発生し，喘息や鼻炎の原因になることが知られていた．日本でも水域の周辺に在住する喘息患者でセスジユスリカ *Chironomus yoshimatsui*（口絵8A）への感作率が高いことが示されている（Hirabayashi *et al.*, 1997）．また，富山市におけるエアサンプラーを用いた大気浮遊粉塵中のユスリカ抗原量測定で，ユスリカ抗原は春から秋にかけて増加しており，夏季にピークを形成していることも示されている（Matsuno *et al.*, 1991）．さらにユスリカ感作喘息症例は7,8月に喘息発作が多いことが報告されている．

　一方，ユスリカ幼虫はアカムシ（blood worm）といわれ，釣餌や養殖魚の餌として頻繁に用いられ，アカムシへ頻繁に曝露される漁業関係者やそのほか職業性曝露者の一部が職業性アレルギーを発症する．おもな原因アレルゲンタンパク質として，*Chironomus thummi thummi* の幼虫のヘモグロビン（幼虫が赤色に見える原因物質でもある），Chi t 1が同定されている．職業性に魚の餌へアレルギー症状を有する患者の大多数がChi t 1に感作されており，もっとも病態に関与するアレルゲンであることが示されている．しかし，職業とは無関係のユスリカ成虫による吸入性環境アレルゲンとしてのChi t 1の重要性はあまり高くはないようである．スーダンのユスリカアレルギー患者においてもChi t 1感作率は

50%程度に留まるとされている．また，スウェーデン，台湾，日本在住の喘息患者を用いた血清学的研究では，喘息患者における Chi t 1 感作率はどの集団においてもあまり高くなかった．種々のユスリカ種の中では，ヘモグロビンを保有しないユスリカである *Cricotopus sylvestris*（ツヤユスリカの1種）に対してもっとも陽性率が高かったとされた．成虫への吸入性環境感作には，ヘモグロビン以外のアレルゲンも関与していることが推測されている．ヘモグロビンはユスリカの成長に伴ってその含有量が減弱し，成虫ではその含有レベルは低い．これが成虫による吸入性環境感作と，幼虫による職業性感作との間の，感作パターンの差異の原因である可能性がある．

　現在医療機関で施行できるユスリカ特異的 IgE 抗体価検査（ImmunoCAP 法）はセスジユスリカの成虫の粗抽出液である．ユスリカはダニ，ゴキブリなどそのほかの節足動物アレルゲンへの交差反応性を有している．とくに，セスジユスリカとカイコガの翅とは交差反応性がきわめて高いことが示されている．したがって，ユスリカエキスによる感作を評価しただけでは，真にユスリカアレルゲンの曝露を受けて感作されたのか，ほかの節足動物アレルゲンによる感作の交差反応性なのか厳密に区別することは難しい．

1.3.5　ゴ キ ブ リ

　ゴキブリは文献上もっともよく検討されてきた吸入性昆虫アレルゲンである．チャバネゴキブリ *Blattella germanica* LINNAEUS（英名：German cockroach）とワモンゴキブリ *Periplaneta americana* LINNAEUS（英名：American cockroach）に関する研究報告が多い（口絵7）．

　アレルギー患者群におけるゴキブリ感作率には地域差が大きく（表1.3），基本的には温暖な地域のほうが感作率は高い．アメリカの都市部では70〜80%の小児喘息患者が感作されているという報告もある．環境中のゴキブリアレルゲン量は，室内塵中の Bla g 1 もしくは Bla g 2 量で測定される．これまで多くの研究で，環境ゴキブリアレルゲン量とゴキブリ感作，気管支喘息の発症，増悪が，量反応関係を示していることが明らかになっている．寝具，リビング，キッチンの Bla g 1 量とゴキブリ感作の相関が示されており，キッチンの Bla g 1 量で 1 U/g（0.04 μg/g と等量）がゴキブリ感作の閾値であるとの報告がある（Matsui *et al.*, 2003）．寝室，キッチンの Bla g 2 量においても 1 U/g がゴキブリ感作と関係していたとしている報告がある（Chew *et al.*, 2008）．ボルティモアの小児喘息患者

を対象にした研究で，とくに貧困層の住宅密集地域においてゴキブリアレルゲンが多く検出され，同時にゴキブリアレルギー患者が多いことが報告されている（Sarpong *et al.*, 1996）．また，ゴキブリアレルゲン曝露が喘息発症の非常に強い危険因子であることも示されている．ボストンの5歳以下の小児の2年間のコホート研究により，家屋内のゴキブリアレルゲン量が多く検出される家屋の子供のほうが，まったく検出されない家屋の子供に比べて26倍喘息を新たに発症しやすいことが示されている（Litonjua *et al.*, 2001）．同時に，ゴキブリアレルギーは喘息の重要な増悪因子としても知られている．とくに，ゴキブリ感作がありゴキブリアレルゲンに曝露されている喘息患者は，喘息の急性増悪の頻度が高いことが示されている（Gruchalla *et al.*, 2005）．このようにゴキブリの汚染地区に関していえば，環境ゴキブリアレルゲン曝露が，ゴキブリ感作，気管支喘息の発症，増悪に関与することが明らかになっており，文献上はもっとも重要な昆虫アレルゲンとして考えられている．

　一方，日本でのゴキブリアレルゲンの臨床的意義に関しては議論が多い．日本でもっとも一般的なゴキブリはクロゴキブリである．日本の医療機関で施行可能なゴキブリ特異的 IgE 抗体価検査（ImmunoCAP 法）はチャバネゴキブリの虫体を用いており，現状ではクロゴキブリに対する IgE 抗体価を直接評価する方法はない．しかし，クロゴキブリとチャバネゴキブリとの交差反応性は高く，チャバネゴキブリによる IgE 抗体価でクロゴキブリのそれをおおむね代用できると考えられている．小児喘息患者の血清を用いた検討により，ダニに対する IgE 抗体保有率が85％であったのに対し，クロゴキブリは16％，チャバネゴキブリは9％と低かったことが報告されている（Sakaguchi *et al.*, 1994）．また，同研究により，日本の室内塵中のアレルゲン量は Per a 1 量，Bla g 2 量ともに高くはないが，高濃度にこれらに汚染された家屋があることも明らかになっている．したがって，ゴキブリアレルゲンは日本においての疫学的な重要性は限定的ではあるものの，ゴキブリに高濃度に汚染された家屋に関してはゴキブリアレルゲンが喘息病態に寄与している可能性がある．

1.3.6　そのほかの環境昆虫アレルゲン

　カ，セイヨウシミ，イエヒメアリ，カツオブシムシなどで屋内環境アレルゲンとして喘息などの原因になる事例が報告されている．近年，アメリカでテントウムシ科 Coccinellidae，ナミテントウ *Harmonia axyridis* に対するアレルギーが問

題になっている（Nakazawa *et al.*, 2007）．アブラムシを食べるテントウムシは害虫駆除の目的で，20 世紀はじめにアジアから欧米に持ち込まれ，その後その環境で異常繁殖したテントウムシが，越冬のために家屋内に侵入し冬のアレルギー症状の原因となっている（口絵 1）．患者の家屋では，冬季に無数のナミテントウにより汚染され，その排泄物が乾燥し空気中を浮遊し吸入性抗原になっていると考えられている．このような現象はアメリカのみならず欧州の一部でも起こっている．

1.4　食物アレルゲンとしての昆虫

昆虫食は，日本においても国際的にも伝統的に世界各地で行われてきたが，現代では一般的なものではない．しかし，近年，世界的な人口増加に伴う食糧問題を解決するために，昆虫食が再評価されつつある．一方で，概して，昆虫はアレルゲン性が高く，同じ節足動物である甲殻類で食物アレルギーが多いことを考慮すると，昆虫食の普及とともにアレルギー症例が増加していくことも懸念されている（Ribeiro *et al.*, 2018）．実際に甲殻類アレルギー患者が，昆虫摂取時に交差反応のためにアレルギー症状をきたすリスクが懸念されている．環境昆虫アレルゲンやダニに感作された鼻炎喘息患者が，昆虫摂取時に交差反応でアレルギー症状をきたすリスクも懸念される．伝統的によく食べられてきた昆虫は，ハチの幼虫，イナゴ，カイコなどである．カイコに関してはアレルギー症例の報告は決して少なくない．

1.5　昆虫刺傷によるアレルギー

ハチ毒刺傷はアレルギー反応の原因として著名である．ハチ以外にも種々の昆虫の刺傷によりアレルギー反応が起こりうる（4.4 節参照）．

1.6　昆虫アレルギーの検査方法

代表的な I 型アレルギー検査法として，①皮膚テスト（プリックテストもしくは皮内テスト），②血液抗原特異的 IgE 抗体価検査の 2 つがある．一般に皮膚テストの結果のほうが，血液抗原特異的 IgE 抗体価に比べて真の体のアレルギー

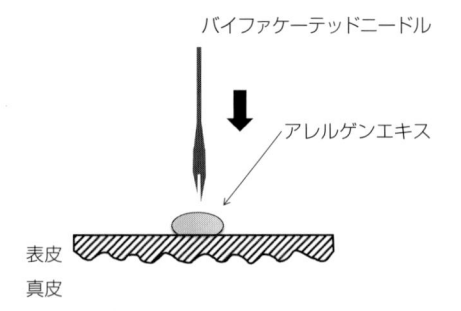

バイファケーテッドニードル

アレルゲンエキス

表皮

真皮

図 1.5　プリックテスト（skin prick test：SPT）
商品名（処方医薬品）：アレルゲンスクラッチエキス「トリイ」（鳥居薬品）．皮膚に少量のアレルゲンエキスを滴下し，その後皮膚に針孔程度の微小な傷をつけて，15分後の膨疹を評価する．

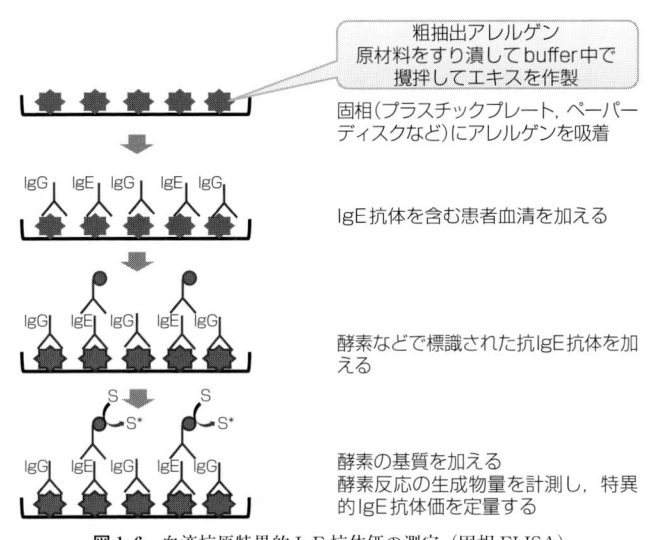

粗抽出アレルゲン
原材料をすり潰してbuffer中で撹拌してエキスを作製

固相(プラスチックプレート, ペーパーディスクなど)にアレルゲンを吸着

IgE抗体を含む患者血清を加える

酵素などで標識された抗IgE抗体を加える

酵素の基質を加える
酵素反応の生成物量を計測し，特異的IgE抗体価を定量する

図 1.6　血液抗原特異的 IgE 抗体価の測定（固相 ELISA）

反応に近いといわれている．プリックテストでは，皮膚にアレルゲンエキスを少量滴下して，その後，皮膚に針孔程度の微小な傷をつけて，15分後の膨疹を評価する（図1.5）．医療機関でアレルゲンスクラッチエキス（鳥居薬品）を購入して，保険診療範囲内で行うことができるが，その施行に経験を要するため，実際にはアレルギーを専門とする医療機関でないと施行できないことが多い．また，現在日本で保険診療範囲内で購入して利用できる昆虫アレルゲンは，鳥居薬

表1.4 現在日本で利用できる血液抗原特異的 IgE 抗体価検査と昆虫アレルゲン項目

	単一アレルゲン測定			マルチパネルスクリーニング	
商品名	アラスタット 3gAllergy	イムノキャップ	オリトン IgE「ケミファ」	View アレルギー	マストイムノ システムズ V
製造元	シーメンスヘルスケア・ダイアグノスティクス(株)	サーモフィッシャー イアグノスティックス(株)	日本ケミファ(株)	サーモフィッシャー ダイアグノスティクス(株)	日立化成(株)
アレルゲン固相	ポリスチレンビーズ	多孔質セルロース ススポンジ	多孔性ガラスフィルター	多孔質セルロース ススポンジ	ポリスチレンウェル
アレルゲン数	190	189	59	39	36
抗体価単位	IU$_A$/mL	U$_A$/mL	IU/mL	Index 値	ルミカウント
測定可能な昆虫 アレルゲン項目	ミツバチ スズメバチ(ホワイトフェイス) スズメバチ アシナガバチ スズメバチ(イエローフェイス) ゴキブリ ガ ヤブカ ユスリカ(属)	ガ ゴキブリ ユスリカ(成虫) ヤブカ(属) ミツバチ スズメバチ アシナガバチ	ゴキブリ ユスリカ ヤブカ	ゴキブリ ガ	なし

品の「キヌ」のみである. このエキスはカイコガのマユ（カイコガ幼虫の虫体を含む）を原材料に用いているため，カイコガ幼虫由来の成分を多く含んでいる. プリックテストでは，市販されているアレルゲンエキスではなく，個々の患者で問題になっている昆虫のエキスを個別に作製して検査に用いることも可能であるが，このような検査が施行可能なのは一部の専門医療機関のみである.

　血液抗原特異的 IgE 抗体価検査は，血液中のアレルゲン特異的 IgE 抗体の量を測定する（図1.6）. 測定できるアレルゲンの項目はあらかじめキットが開発されているもののみに限られる（表1.4）. 血液 IgE 抗体価検査は，通常の医療機関で保険診療範囲内で行うことができる.

　皮膚，血液いずれの検査方法であってもその結果の解釈には注意を要する. 検査が陽性でも実際にそのアレルゲンに曝露されても症状を起こさないケース（疑陽性）もありうる. 逆に，検査が陰性でも実際にはアレルギーを有している（偽陰性）こともある. また，昆虫アレルゲンどうしに交差抗原性があるため，ある昆虫に対するアレルギー検査結果が真にその昆虫固有の反応を示しているとはい

えない．たとえば，昆虫 A にアレルギーを有する患者が，実際には昆虫 B に曝露されたことがなくても，昆虫 A と B が構造の類似したアレルゲンタンパク質を共有している場合は，昆虫 B に対するアレルギー検査が陽性になりうる．このような交差反応による昆虫 B へのアレルギー検査陽性を示す者は，実際に昆虫 B に対して症状を有することも有しないこともある．また，患者の昆虫に対する "アレルギーのような症状" が，実際のメカニズムとしては I 型アレルギーではないこともある．この場合は，患者は実際には症状は起こすがアレルギー検査は陰性になる．このように，アレルギー検査の結果は，実際の患者の症状と100 ％一致するわけではないことに留意する必要がある．

　昆虫アレルゲンどうしの交差反応にかかわるアレルゲンタンパク質としては，トロポミオシン，アルギニンキナーゼ，グルタチオン S-トランスフェラーゼなどが知られている．これらのアレルゲンは昆虫のみならず，ダニやエビ，カニなども保有していることが知られており，節足動物どうしの広い交差反応にもかかわっている．ダニは屋内環境のきわめて普遍的なアレルゲンであり，日本のアレルギー患者の大半がダニアレルギーを有している．ダニアレルギー患者の一部は，このような交差反応性アレルゲンにもアレルギーになっていることが明らかになっており，このような患者に関しては，これまで曝露されたことのない昆虫に曝露された際にも，交差反応性アレルゲンを共有しているという理由でアレルギー症状が引き起こされる可能性がある．

　ある昆虫に実際に症状を有しているかどうかはおもに問診（聞き取りの内容）から判断する．再現性をもって曝露時に症状を有しているかどうかが重要である．真に症状を有しているかどうかを客観的に示す必要がある場合には，実際に昆虫アレルゲンを患者に曝露させる検査（負荷試験）を行うことがある．患者の症状によって，負荷試験の方法は異なり，吸入負荷，経口負荷などいろいろな投与ルートで行うことが可能であるが，重篤なアレルギー反応が誘発されるリスクがあり，アレルギーを専門とする医師のいるごく一部の専門施設のみでしか施行できない．　　　　　　　　　　　　　　　　　　　　　　　　　　　　〔福冨友馬〕

第 **2** 章
室内環境（ハウスダストなど）から発生する害虫

2.1 チャタテムシ類

分　類　カジリムシ目（咀顎目）Psocodea

2.1.1 カジリムシ目（咀顎目）の系統分類

　カジリムシ目（咀顎目）Psocodea は，アザミウマ（総翅目）Thysanoptera やカメムシ目（半翅目）Hemiptera（＝節顎類 Condylognatha）とともに準新翅類 Paraneoptera（または無尾角類 Acercaria）を構成する．準新翅類の単系統性は，移行段階も含めて「穿孔吸汁口器」をはじめとして多くの派生形質の存在により広く認められている．カジリムシ目は一昔前まで独立した目とされてきたチャタテムシ目（噛虫目＝非寄生性）Psocoptera，ハジラミ目（食毛目＝咀嚼型の寄生性）Mallophaga，シラミ目（虱目＝吸血型の寄生性）Anoplura の 3 つの目（order）が 18S rDNA の分子系統学的解析により統合された分類群である．近年，側系統群であるハジラミ目とシラミ目とを合わせてシラミ類 Phthiraptera とし，さらにこれを内包する側系統群チャタテムシ目も合わせてカジリムシ目として扱う分類体系が一般的になった（Yoshizawa, 2002；Yoshizawa *et al.*, 2006；2014a）．和名については，山崎（2000）が「咀顎類（上目）」の名称を，吉澤（2012）が「カジリムシ目」の片仮名目名を付けたのが最初の出典である．近年まで，カジリムシ目は体系学的研究がかなり遅れていたが，寄生性の起源の解明などで注目されて研究が加速し，現在では高次系統の全体像がおおよそ明らかになっている．ゲノム系統解析からカジリムシ目が完全変態昆虫の姉妹群に位置付けられたことが近年の大きな研究成果である（Misof *et al.*, 2014）．表 2.1 にカジリムシ目の分類体系を列記した．

表2.1　カジリムシ目（咀顎目 Psocodea）の分類体系

No.	亜目（suborder）	下目（infraorder）および科（family）	種類数（2015年）
1)	コチャタテ亜目 Trogiomorpha	ホラアナチャタテ下目 Prionoglaridetae セマガリチャタテ下目 Psyllipsocetae コチャタテ下目 Atropetae	約65属400種
2)	コナチャタテ亜目 Troctomorpha	フトチャタテ下目 Nanopsocetae 　コナチャタテ科 Liposcelididae ウロコチャタテ下目 Amphientometae	約370属5,000種
3)	チャタテ亜目 Psocomorpha	ムカシチャタテ下目 Archipsocetae ケチャタテ下目 Caeciliusetae ショチャタテ下目 Homilopsocidea クロフチャタテ下目 Philotarsetae ケチャタテモドキ下目 Epipsocetae チャタテ下目 Psocetae	約90属500種
4)	シラミ亜目 Anoplura		15科約500種
5)	マルツノハジラミ亜目 Amblycera		6科約1,300種
6)	ホソツノハジラミ亜目 Ischnocera	ケモノハジラミ科 Trichodectidae チョウカクハジラミ科 Philopteridae	2科約3,100種
7)	チョウフンハジラミ亜目 Rhynchophthirina		1科3種

注1：現在の分類体系では，旧・シラミ目（Phthiraptera）はコナチャタテ亜目フトチャタテ下目に内包される．
注2：5)〜7)は旧・ハジラミ目（食毛目）に属していた．

　先史時代，カジリムシの仲間は樹皮に生えた菌類，地衣類，鳥の羽毛を餌として生活していたと考えられている．その後，ヒトが住居を建てるようになると，人家に棲みついた種類が木の実や雑穀などヒトが貯蔵している食べ物の破片やそれに生えるカビを餌にするように進化していったものと推察されている（田中，1995）．

2.1.2　チャタテムシ類とシラミ類の系統分類

　Roesler（1944）によって，チャタテムシ類にコチャタテ亜目 Trogiomorpha，コナチャタテ亜目 Troctomorpha，チャタテ亜目 Psocomorpha の3つの亜目を設ける分類体系がはじめて提唱され，シラミ類がコナチャタテ亜目に内包される点を除き，これらの単系統性がその後の研究でも支持されている．

　シラミ類がチャタテムシ類に内包される分類群であることは，Hennig（1953，

1966）によってはじめて示され，その後，形態に基づく系統解析によってシラミ類とコナチャタテ科との姉妹群関係が示された（Lyal, 1985）．ゲノム解析に基づくシラミ類の系統的位置付けは，ミトコンドリアリボソームを用いた Yoshizawa and Johnson（2003）の報告をはじめとして，核リボソームを用いた Johnson *et al.*（2004）と Murrell and Barker（2005）の報告，核とミトコンドリアの4遺伝子を用いた Yoshizawa and Johnson（2010）の報告，核タンパクコードの10遺伝子を用いた Johnson *et al.*（2013）によって再三検討されてきたが，いずれも Lyal（1985）の見解を支持するものであった．

2.1.3 チャタテムシの形態・生態

　チャタテムシ類に属する昆虫は世界中から約520属5,950種が，日本から92種記録されている（吉澤，2016）．屋内性のチャタテムシは無翅で微小な種類が多く，体長は1〜1.5mmである．コチャタテの翅は前翅の痕跡だけになり，コナチャタテ科には翅がまったく消失した種類がいる．一方，野外性のスカシチャタテは体長約5mmで，2対の完全な翅がある．チャタテムシの仲間は穀粉や煮干，鰹節，乾麺などの食品，昆虫や植物の標本，生薬を食害し，混入異物として，時々，消費者のクレーム対象になっている．

ヒラタチャタテ（図2.1，口絵3A）
学　名　*Liposcelis bostrichophila* BADONNEL
分　類　コナチャタテ亜目 Troctomorpha，コナチャタテ科 Liposcelididae
一般住宅できわめて普通に見られる種．成虫の体長は1.0〜1.3mm．翅を欠

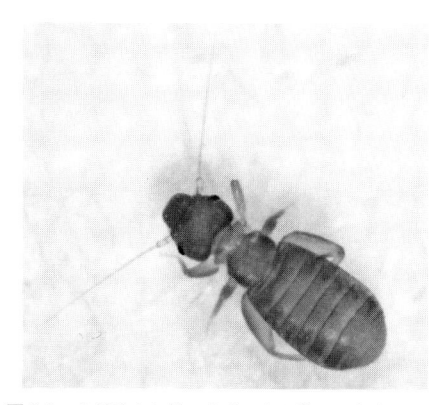

図2.1　カジリムシ目コナチャタテ科ヒラタチャタテ

き，淡褐色で，腹部背面には暗褐色の横縞がある．体全体が軟らかく弱々しく見えるために，ダニやシラミと間違われることもある．古本から見つかることが多いため，本シラミ（booklice）とよばれる．書籍や段ボールに発生する耐乾性のカビを餌とすることから，カビが発生しやすい室内環境で大発生することもある．不完全変態で幼虫も成虫に似る．成虫の寿命は好適条件で6か月．完全単為生殖で，オスは見られない（田中，1995；2003）．

〔近縁種（田中，2003）〕

①ウスグロチャタテ *Liposcelis corrodens*

②カツブシチャタテ *L. entomophila*

③ソウメンチャタテ *L. pearmani*

④ホンチャタテ *L. decolor*

2.1.4　ヒラタチャタテのアレルゲン性

近年，チャタテムシによる気管支喘息の研究が報告されるようになった（村上ら，1995；Patil *et al.*, 2011）．著者らの研究グループは，ヒラタチャタテを大量に増殖・飼育して抗原性を調べた．その結果，コナヒョウヒダニやほかの昆虫類とは異質の独自の抗原性をもつ特異的なアレルゲンであることを明らかにし，「Lip b 1」と命名して，新規アレルゲンとして登録・発表した（Fukutomi *et al.*, 2011）．さらに，Lip b 1 の cDNA のクローニングを行い，推定される全長アミノ酸配列を分析した．そして，2種類の254アミノ酸タンパク質をコードする Lip b 1 cDNA がクローニングされた．クローンは87%の同一性を示し，推定分子量および等電点は前述の研究で決定されたものと一致した．グルタチオン S-トランスフェラーゼ（GST）遺伝子融合型の2種類の Lip b 1 タンパク質は，ヒラタチャタテに感作されたアレルギー患者由来の血清と類似の反応性を示したことから，間違いなく Lip b 1 が新規アレルゲン物質であり，膜貫通領域を有する可能性があることを実証した（Ishibashi *et al.*, 2017）．

ヒラタチャタテは住宅のハウスダスト中に普遍的に存在することから，吸入アレルゲンとして重要視すべき室内昆虫である（Kawakami *et al.*, 2014；2016）．著者らは，東京都内・近県の38軒の住宅を対象として，春季・夏季・秋季の3シーズンのハウスダスト中のチャタテムシ類の生息調査を実施した．その結果，ヒラタチャタテが優占種であり，日当たりが悪い場所に多いこと，リビングルームよりも寝室に多いこと，コナヒョウヒダニの生息数と正の相関があることなどを

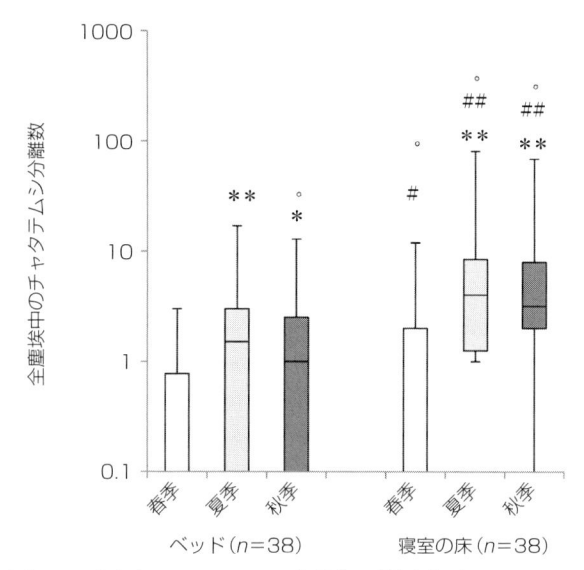

図 2.2 寝室のベッドと床のチャタテムシの個体数の季節変動（Kawakami *et al.*, 2016）

明らかにした．また，寝室のベッドと床では生息数が床のほうが多くなり，夏季から秋季に増加する傾向があることがわかった（図2.2）．そして，ベッド下のハウスダストのこまめな除去清掃が生息密度を下げることを示した（Kawakami *et al.*, 2016）.

　ヒラタチャタテが室内環境中で大繁殖した場合，それは高湿度環境（＝カビが生えやすい環境）であることを示す指標となる．家庭では窓開け換気をしたり，エアコンの除湿機能を利用して湿度を下げる工夫が必要である．また，乾麺や小麦粉などの乾燥食品を乾燥剤とともに密封容器に入れるか，または，冷蔵庫に保管することも発生予防に有効である．美術館・博物館や食品工場において，壁などにヒラタチャタテが繰り返し大発生している場合には，業務用の大型除湿器を設置して湿度コントロールすることが望ましい（川上，2013：2017）.

2.1.5　お茶をたてるチャタテムシ

　チャタテムシ類が音を出すことは国内外で昔から知られていた．和名のチャタテムシ（茶立虫）は，茶筅で茶をたてる音に似ていることから命名されている．江戸時代からチャタテムシとよばれており，江戸時代の俳諧師小林一茶は「有明や虫も寝あきて茶をたてる」と詠んでいる．日本では，蒸し暑くて無風の夏の夜

に発音が聞かれたようで，チャタテムシが障子に止まっているときに，「サ・サ・サ・サ・サ」という弱い連続音が断続的に発せられ，この音が障子に共鳴して人の耳に聞こえたようである．夜中にだけ聞こえる正体不明の不気味な音という怖いイメージから「小豆洗い」，「菜刻み」，「隠座頭」など妖怪に擬えている（田中，1995）．コチャタテ *Trogium pulsatorium* は腹部末端を床面に打ちつけて音を出すが，この音はメスだけが出すオスへのシグナルと考えられている．また，翅をもつスカシチャタテ *Hemipsocus chloroticus* は脚の基節器官に発音器をもち，これを擦って発音する．

2.1.6　雌がペニスをもつチャタテムシの発見

インターネット上でも大きな話題になった「雌ペニスの発見」（Yoshizawa *et al.*, 2014b；吉澤，2015）からトリカヘチャタテ *Neotrogla brasiliensis* の名称が一般の方々の注目を集めることになった（Yoshizawa, 2015）．その記事の内容の要約は以下のとおりである．

イグノーベル賞が 2017 年 9 月 14 日，アメリカのハーバード大学で発表され，吉澤和徳・北海道大准教授（46），上村佳孝・慶應大准教授（40）と海外研究者らの計 4 人の研究チームが「生物学賞」を受賞した．共同通信は「性器の大発見」と報じた．吉澤さんらはブラジルの洞窟に生息する，体長約 3 ミリのチャタテムシの一種「トリカヘチャタテ」を調べた．メスにペニス状の生殖器があり，オスは穴状の生殖器を持っていることを発見（交尾の際に，メスが自身の生殖器を持ち，オスの生殖器に挿入する）．交尾は 40～70 時間と極めて長く，交尾中にオスは精子とともに栄養物質をメスに渡していることが明らかになった．研究チームは，この栄養をめぐってメスどうしの競争が激しくなったと分析．多くの生物と異なり，メスの交尾に対する積極性がオスを上回った結果，メスの生殖器の進化（オス化）を促したと推測している．「トリカヘチャタテ」の和名は，平安時代の宮中を舞台に性別を取り換えて育てられた男女を描いた古典「とりかへばや物語」にちなんで命名された．性別役割が逆転した生物の研究は，性差が生じた進化的な背景を探る上でも重要な役割を果たすという．

2.2 室内塵性ダニ類

分 類 クモガタ綱，ダニ亜綱，コナダニ団 Astigmatina

室内環境中のアレルゲンとして「ダニ，カビ，ハウスダスト」が上位に挙げられることは，アレルギー患者の増加に伴って一般の方々にも認知されてきている．ハウスダスト中にはダニの排泄物と死骸破片に加え，微小な昆虫類の死骸破片がたくさん含まれており，ハウスダストが貯留しやすい高気密住宅へと変化したことがアレルギー増加の一因である．冬の寒さを防ぐことを重視した現代の住宅は年間を通して室内の寒暖差を縮めることに成功したが，ダニや室内生息性昆虫類が生育しやすい環境を提供したともいえる（川上，2007；Kawakami *et al.*, 2014；2016）．このような背景から，1970 年代後半ごろからヒョウヒダニ類が引き起こすアレルギー疾患やツメダニ類による刺咬害（掻痒症）が社会問題としてクローズアップされた．さらに，近年では地球規模で生じている気候変動や大気汚染問題なども増悪因子とされ，世界的に「ダニ抗原を吸入することによるアレルギー疾患」が増加することが懸念されている（谷口・福冨，2014a；2014b）．

2.2.1 ダニ類の系統分類

世界中から 4 万種前後，日本から約 230 科・2,000 種のダニ類が記載されているが，未知の種が多く，実際には 50 万種くらいは存在すると考えられている（島野，2015；2016）．これまで室内のハウスダストから見つかったダニは世界中から約 150 種，日本からは約 110 種が記録されている（高岡，2000）．その大半は屋外に生息する自由生活種や動植物寄生種の室内迷入であり，室内環境から発生する室内塵性ダニ類（house dust mite）は 10 種前後である（川上，2007；高岡，2000）．

ダニは，「クモガタ綱 Arachnida・ダニ亜綱 Acari に属する節足動物」として本書では位置付けておくが，最近の分子遺伝情報の解析による複数の報告からダニ類は単系統ではなく，多系統であることがほぼ確定的となっている．したがって，ダニ類 Acari の分類階級（亜綱か目）は確定できないようである（島野，2018）．ダニの分類では，昆虫綱の分類には使われない団（cohort）を亜目（suborder）と上科（superfamily）の間に置くことがある．分類法や検索表には研究者による見解の相違も見られるが（安倍ほか，2009；島野・高久，2016），

表2.2　クモガタ綱（Arachnida），ダニ亜綱（Acari）の分類体系*

上目・目の分類	代表的な科とその特徴
Ⅰ．胸穴ダニ上目（Parasitiformes）	
1）アシナガダニ目（背気門類）（Opilioacarida）	日本未記録
2）カタダニ目（四気門類）（Holothyrida）	日本未記録
3）マダニ目（後気門類）（Ixodida）	マダニ科，ヒメダニ科（野生動物に寄生する大型のダニ．室内環境中には生息しない）
4）トゲダニ目（中気門のダニ）（Mesostigmata/Gamasida）	マヨイダニ科，オオサシダニ科，ワクモ科など
Ⅱ．胸板ダニ上目（Acariformes）	
1）汎ケダニ目（前気門類）（Trombidiformes）＝広義のケダニ類（Prostigmata *sensulato* または Actinedida）	
1-1）ケダニ亜目（Prostigmata）＝狭義のケダニ類（Prostigmata *sensu stricto*）	タカラダニ科，ツツガムシ科，ハリクチダニ科，ハダニ科，ツメダニ科，シラミダニ科，ホコリダニ科など
1-2）クシゲマメダニ亜目（改称：Sphaerolichida）	土壌生活性のダニを多く含む
2）汎ササラダニ目（Sarcoptiformes）	
2-1）ニセササラダニ亜目（Endeostigmata）	植物寄生性，フシダニなどを含む
2-2）ササラダニ亜目（隠気門類）（Oribatida）	土壌生活性のダニを多く含む
＊フシササラダニ上団（Enarthronotides）	イエササラダニ科（Haplochthoniidae）カザリヒワダニ科（Cosmochthoniidae）
＊カタササラダニ上団（Desmonomatides）◎コナダニ団（無気門類）（Astigmatina）	
ニクダニ上科（Glycyphagoidea）	ニクダニ科（Glycyphagidae）
コナダニ上科（Acaroidea）	コナダニ科（Acaridae）チリダニ科（Pyroglyphidae）
ウモウダニ上科（Analgoidea）	
ヒゼンダニ上科（Sarcoptoidea）	

*（島野，2018）に基づき作表．近年ダニ亜綱を使わない傾向にある．

ここでは島野（2018）で示された分類体系に従って室内塵性ダニ類の分類を表2.2，2.3にまとめた．室内塵性ダニ類は，コナダニ団 Astigmatina の下位に分類されているニクダニ上科 Glycyphagoidea，コナダニ上科 Acaroidea，ウモウダニ上科 Analgoidea，ヒゼンダニ上科 Sarcoptoidea など10の上科の下にくる科のいずれかに属している．また，最重要種であるコナヒョウヒダニ *Dermatophagoides farinae*（図2.3および口絵6）を例にすると，以下のように分類される．

コナダニ団コナダニ上科チリダニ科ヒョウヒダニ属コナヒョウヒダニ

Astigmatina Acaroidea Pyroglyphidae *Dermatophagoides farinae*

表2.3 チリダニ科（Pyroglyphidae）の分類体系

亜科（subfamily），属（genus）および代表種（species）
I．チリダニ亜科（Pyroglyphinae）
1）*Euroglyphus*（シワチリダニ属）
E. maynei（シワチリダニ）
2）*Bontiella*
3）*Campephilocoptes*
4）*Pyroglyphus*
5）*Weelawadjia*
II．ヒョウヒダニ亜科（Dermatophagoidinae）
1）*Dermatophagoides*（ヒョウヒダニ属）
D. farinae（コナヒョウヒダニ）
D. pteronyssinus（ヤケヒョウヒダニ）
D. microceras
D. neotropicalis
D. siboney
2）*Histia*（イエチリダニ属）
H. domicola（イエチリダニ）
3）*Malayoglyphus*（ニセチリダニ属）
M. intermedius（ニセチリダニ）
M. carmelitus
4）*Capitonoecius*
5）*Guatemalichus*
6）*Pottocola*

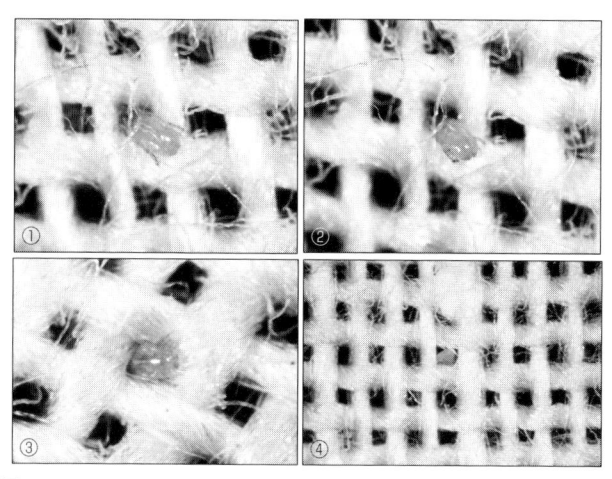

図2.3 コナヒョウヒダニ（*D. farinae*）の成ダニ♀が綿布を通過する様子

2.2.2　アレルゲン性

　Voorhorst *et al.*（1964）による「チリダニ類がアレルギー疾患に関与すること
を示唆した報告」が発端となって，世界各国で住宅におけるハウスダスト中のダ
ニ調査が実施されるようになった．そして，Bronswijk（1981）はハウスダスト
から 141 種のダニを分離して記載した．また，日本でも高岡（2000）が約 110 種
のダニをハウスダストから分離している．しかしながら，近年，吸引力の強いサ
イクロン掃除機を使って実施した住宅の調査から，ハウスダスト中のダニの種類
数が明らかに減少し，優占種が限られていることがわかってきた（Kawakami,
2014；2016）．血液中のダニアレルゲンに対する IgE 抗体を測定する場合，「ヤ
ケヒョウヒダニ（図 2.4），コナヒョウヒダニ，ケナガコナダニ，アシブトコナ
ダニ，サヤアシニクダニ」の 5 種のダニ抗原について測定できる．この 5 種以外
でハウスダストから分離され，アレルギー性疾患への関与が懸念される種として
は，ホコリダニ科 Tarsonemidae・ナミホコリダニ *Tarsonemus granarius*（英
名：glossy grain mite；Takeda *et al.*, 1995），ニクダニ科 Glycyphagidae・イエ
ニクダニ *Glycyphagus domesticus*（英名：storage mite；図 2.5 ①），イエササ
ラダニ科 Haplochthoniidae・イエササラダニ *Haplochthonius simplex*（英名：
haplochthoniid mite），カザリヒワダニ科 Cosmochthoniidae・カザリヒワダニ
Cosmochthonius reticulatus（英名：cosmochthoniid mite）が挙げられる．また，
ヒトの皮膚に刺咬害（痒性皮疹）を引き起こすツメダニ科 Cheyletidae・ミナミ
ツメダニ *Chelacaropsis moorei*（英名：cheyletid mite；Lekprayoon and Smiley,
1986；図 2.5 ②）は散発的にハウスダストから分離されて社会問題となった
20〜30 年前と比べて分離数は減少傾向にある（Kawakami, 2016）．
　室内環境における最重要ダニアレルゲンであるチリダニ科 Pyroglyphidae は，
洋の東西を問わずハウスダストのダニ相の大半を占めており（石井，1975），現
在も変わっていない．チリダニ類はハウスダストや寝具に含まれるヒトのフケや
垢，キッチンやリビングルームの食品クズ，家住性昆虫の死骸などを餌として繁
殖し，気管支喘息，アレルギー性鼻炎，アトピー性皮膚炎などのアレルゲンとな
ることは周知の事実である．すでに 1960 年代には，室内のチリダニ類の増減が
アレルギー性小児気管支喘息にかかわりがあることが報告されており，その歴史
は古い（Miyamoto *et al.*, 1968；石井，1975）．ダニの排泄物や死骸が乾燥してで
きた微細片は，鼻や口，皮膚の汗腺から侵入してアレルゲン（Der f 1，Der f 2）
となる．また，本科のダニの繁殖ピークにあたる夏季から秋季にかけて，アレル

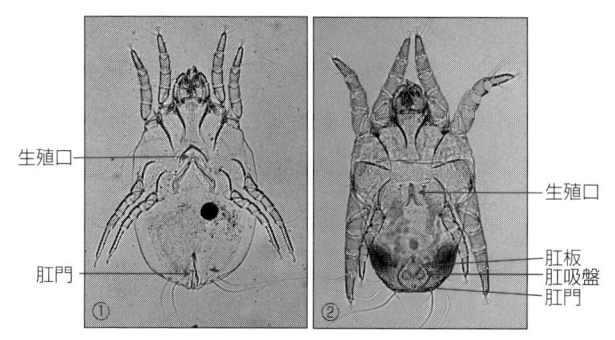

図 2.4 ヤケヒョウヒダニ（*D. pteronyssinus*）
①成ダニ♀，②成ダニ♂

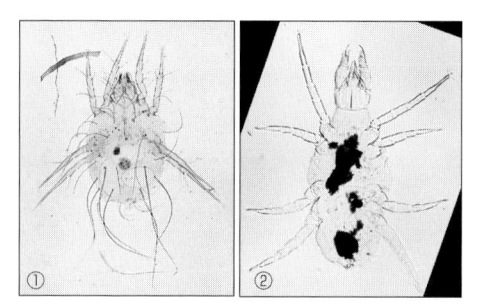

図 2.5 ①イエニクダニ（*G. domesticus*）成ダニ
②ミナミツメダニ（*C. moorei*）成ダニ

ギー疾患が多発する傾向が知られている（小屋・永倉，1998）．近年，Pavel and Barry（2013）は，タンパク質をコードする遺伝子のアミノ酸配列について網羅的に調べた結果，チリダニ類は温血脊椎動物の寄生者であったが，ヒトの文明の出現に伴って鳥類や齧歯類の巣からヒトの住居に移行することで自由生活者へ進化し，そして，現代住宅のアレルゲンの主要な供給源となったことを理論的に述べている．

コナヒョウヒダニとヤケヒョウヒダニの虫体の破片や排泄物には，国際的に認知された多種類のアレルゲン成分が含まれており，WHO の Allergen Nomenclature System に登録されているものだけでも 30 種類以上のアレルゲンがある（谷口・福冨，2014a；小屋・永倉，1998）．

これらのアレルゲンは，分子量が数万のタンパク質で，多くはプロテアーゼをはじめとする酵素である．ヒョウヒダニにとっては生命の維持に必須の酵素タン

パク質が，人に対してはアレルゲン（強いタンパク質分解酵素）としてはたらいている．コナヒョウヒダニアレルゲン（Der f 1）とヤケヒョウヒダニアレルゲン（Der p 1）の間には強い免疫学的交差抗原性があるため，一方のダニだけに曝露されて感作したとしても，産生される IgE 抗体はコナヒョウヒダニとヤケヒョウヒダニの両方に対してほぼ同等に反応することが知られている．

2.2.3　代表種の生態

1）コナヒョウヒダニ（口絵6）

学　名　*Dermatophagoides farinae*, HUGHES

英　名　American house dust mite

形　態　体長は♀で 0.37〜0.44 mm，♂で 0.29〜0.36 mm．体は乳白色で，鋏角と脚は若干褐色を呈する．♂の第1脚は顕著に太く，肛板は細長いレモン状．後若虫になると雌雄の体の違いが明らかになってくる．

生　態　「①温度 20〜30℃，②湿度 70％以上，③産卵に適した潜伏場所がある，④餌となる有機物が多い」の4条件を満たした室内環境で発生しやすい．そのため，湿気がこもりやすく，通気が悪く，床の壁際に多くの物品がつねに置いてありハウスダストが貯留している住宅で恒常的に繁殖している（川上，2007）．カーペット，布製ソファー，ぬいぐるみ，ベッド，敷布団，枕などに潜り込み，繁殖してアレルゲンとなる（図 2.3）．また，乾燥食品，医薬品，配合飼料から発生することもある．消費者宅でお好み焼き粉やホットケーキミックスに侵入して繁殖し，知らずに食べた人にアナフィラキシー症状を引き起こす症例（パンケーキシンドローム）が知られている．著者がダニの同定にかかわった症例では，お好み焼きを摂食後，1時間30分ほど経過したころより咳が止まらず，全身にじんましんが出現．「喘鳴，顔面紅潮，眼球結膜充血，全身に搔痒を伴う膨疹」などのアナフィラキシー症状が現れている（Hashizume *et al.*, 2014；小俣ほか，2014；Masaki *et al.*, 2019）．

発育は，卵→幼虫（脚3対）→第1若虫（前若虫・脚4対）→第3若虫（後若虫・脚4対）→成虫（脚4対）の5つのステージを経る．温度・湿度と繁殖との関係については，飼育実験に基づくデータが報告されている（大島・杉田，1965；脇・松本，1973；松本ほか，1986）．それらによると，コナヒョウヒダニの卵から成虫までの発育期間は，16℃で約40日間，20℃で約60日間，25〜32℃で60日間前後である．また，成虫の寿命は 21℃で約75日間ともっとも長くな

り，30℃では約20日間と短くなる．温度上昇とともに産卵数は増加するが，32℃を境に逆に低下する．ヒョウヒダニ類の♀は生涯1回しか交尾を行わず，これで受精に必要な精子を貯精嚢に蓄える．♂成虫の腹面中央に反転するペニスがあり，これを直接♀の交尾嚢に挿入して交尾を行う（口絵6C, D）．卵は1日に1〜3個産み出され，♀1頭の産卵総数は生涯に200〜300個である．

2）ヤケヒョウヒダニ

学　名　*Dermatophagoides pteronyssinus*（TROUESSART）

英　名　European house dust mite

形　態　体長0.25〜0.4 mm．全体に透明感のある白色で，脚は薄いピンク色を呈する．♀の交尾嚢はラッパ状で受精嚢はデージー型である（図2.4 ①）．♂の第1脚基節板は中央で離れ，第3脚は顕著に太い（図2.4 ②）．

生　態　室内生息性のダニにとって，温度よりも湿度への適否が生息可能か否かを決定付けるためのきわめて重要な要素である．水を直接口から飲むことができないダニは，大気中にある非飽和の水分を吸収する能力を発達させており，室内環境中の相対湿度が水分供給源として重要である．大気とダニの間で水分の出入りがない場合の相対湿度を臨界平衡湿度（critical equilibrium humidity：CEH）とよび，CEH値以上または以下のかけ離れた湿度環境下では，ダニの発育は停止して生存時間が限られる．CEH値で見た場合，コナヒョウヒダニは相対湿度70%，ヤケヒョウヒダニは相対湿度73%と考えられており，前者のほうがいくぶん乾燥した環境に耐性があるといえる（松本ほか，1986；表2.4）．発育期間，成虫の寿命，産卵数の3点から判断するとコナヒョウヒダニの最適温度は27〜30℃であり，ヤケヒョウヒダニの最適温度は25℃前後であると考えられている．カーペットを敷いた畳など湿気が過剰にこもりやすい場所がヤケヒョウ

表2.4　コナヒョウヒダニ（*D. farinae*）とヤケヒョウヒダニ（*D. pteronyssinus*）の生態的な相違点

特　徴	*D. farinae*	*D. pteronyssinus*
臨界平衡湿度	65% R. H.	73% R. H.
増殖開始時湿度	47〜50% R. H.	55〜60% R. H.
優占住宅の湿度	51.5% R. H.	63.5% R. H.
繁殖ピーク時の最適湿度	60〜70% R. H.	80〜90% R. H.
発育好適湿度	60〜70% R. H.	75〜80% R. H.
発育休止若虫	出現する	通常，出現しない
	冬季に若虫が増加する	季節的変動は少ない

ヒダニの発生しやすい適所であり，マンションでは湿度が比較的高い1～2階の低階層で見られるが，3階以上の中層～高層階ではほとんど見られない（Kawakami *et al.*, 2014 : 2016）．

2.2.4　コナヒョウヒダニが優占種となった要因と課題

　著者らは住宅構造が変化した最近の住宅内のダニ相を調べることを目的として，東京都および近県に所在する38軒の住宅（東京都29軒，神奈川県4軒，埼玉県3軒，千葉県1軒，茨城県1軒）を対象として，寝室の床および寝具（ベッド・敷布団）のハウスダストに含まれるダニの調査を実施した．春季，夏季，秋季に3回ずつ調査を行い，季節変動も合わせて調査した（Kawakami *et al.*,

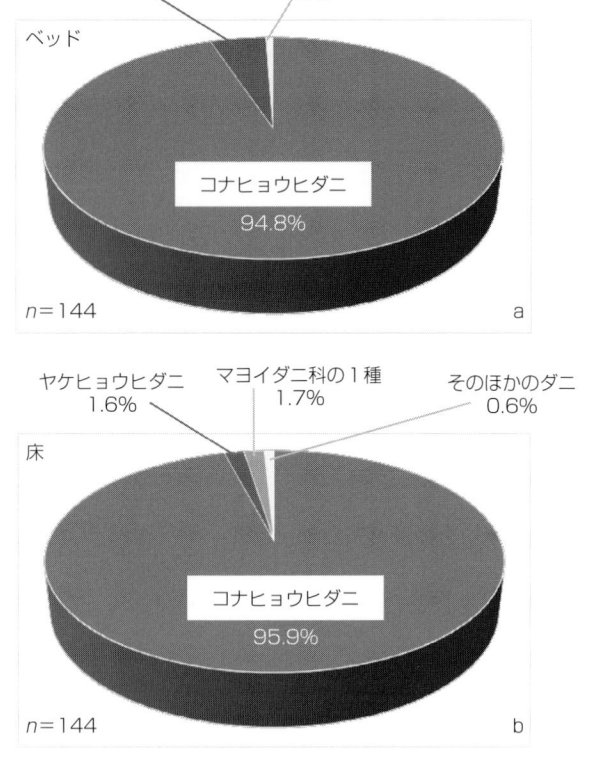

図2.6　都内・近県の38軒の住宅を対象としたハウスダスト中のダニ検査結果
　　　a：寝具（ベッドまたは敷布団），b：寝室の床（フローリングまたは畳）

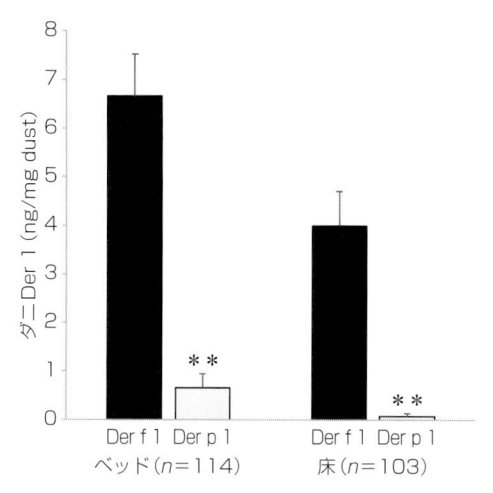

図 2.7　ダニ抗原量の分析結果
Der f 1：コナヒョウヒダニ由来
Der p 1：ヤケヒョウヒダニ由来

2016）．38 軒から分離されたコナヒョウヒダニの総数は寝具で 8,783 頭，寝室の床で 30,927 頭であった．一方，ヤケヒョウヒダニの総数は寝具で 428 頭，寝室の床で 505 頭であった．ダニ抗原も同様の傾向を示し，Der f 1 の方が Der p 1 より有意に多いことがわかった．近年の住宅では，コナヒョウヒダニがハウスダスト中のダニ相の優占種となっていることが明らかになった（図 2.6～2.8）．この理由として，表 2.4 に示すようなコナヒョウヒダニとヤケヒョウヒダニの生態的な違いと比較的乾燥した環境に対する抵抗性の違いが挙げられる．これまで，住宅構造の変化に伴い換気回数が減少したことから高湿度環境を招き，ヤケヒョウヒダニを優占種としたチリダニ類が増加した結果，ダニアレルギーが増加したといわれてきた（宮本ほか，1976；須藤ほか，1991）．そのような背景から，ダニが生息しにくい住宅造りをハウスメーカー各社は目指してきたようである．現在では 24 時間換気システムが導入され，新築住宅では当たり前のことになっている．しかしながら，同じヒョウヒダニ属でもヤケヒョウヒダニよりも比較的乾燥に強いコナヒョウヒダニの生態的特徴が近年顕著に現れているようである．コナヒョウヒダニは有機リン系やピレスロイド系の殺虫剤に比較的抵抗性があることもコナヒョウヒダニが住宅内で優占種となった一因といえる．住宅内の乾燥化は鼻や咽喉の乾燥を招き，Der f 1 への感作だけではなく，アレルギー症状の重

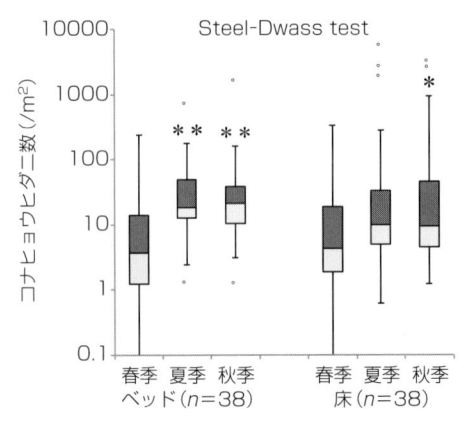

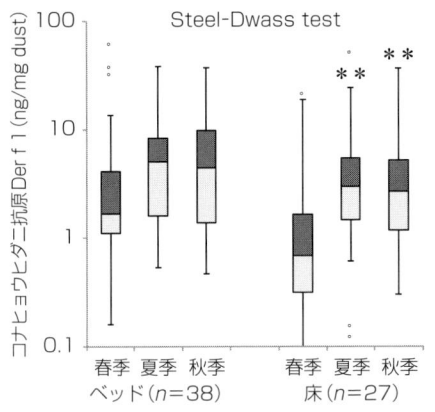

図2.8　コナヒョウヒダニ数とダニ抗原（Der f 1）の季節変動

症化や難治化の一因となっていることが示唆される．また，現在の住宅はチャタテムシのような微小昆虫や耐乾性のカビ（*Aspergillus restrictus, A. penicillioides* など）などの生物アレルゲンとの同時感作が懸念されている．湿気や寒気を除去することだけに視点を置いた住宅造りから，適正な温湿度管理や換気システムを再検討した新たな健康住宅の設計が必要な時代になってきている．　〔川上裕司〕

第 3 章
室内環境に侵入する害虫

3.1 ゴキブリ類

分　類　ゴキブリ目 Blattodea

　地球上に約 3 億年前に現れたゴキブリは，その姿をほとんど変えることなく今日に至っていることから，「生きた化石」といわれている（図 3.1）．その理由として，すばやい動きと軟らかな外骨格をもった扁平な体型は，恐竜を滅ぼすような天変地異の中で，環境変化の少ない岩の割れ目や洞窟の奥などにすばやく潜り込み，難を逃れたと考えられている．また，雑食性のため，逃げ込んだ場所にある有機物を食べることで成長，繁殖し地表環境が生息に適した環境になるまで穴倉の中で生活していたと考えられる．また，不完全変態の昆虫であるため，幼虫から成虫に至るまで同じ環境で生活し，生涯同じ物を食べて発育ができる．ゴキブリの多くは夜行性で，糞の中には集合フェロモンが含まれており，これにより幼虫から成虫までが群れを形成し生活することが多い．害虫種では単独で生活するより群れでの生活のほうが成長が促進されることがわかっている．現在，世界に

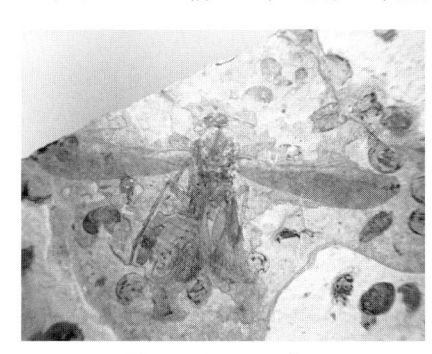

図 3.1　ゴキブリの化石

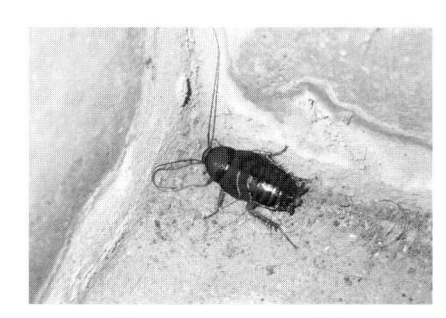

図 3.2　クロゴキブリの幼虫

は約 4,600 種のゴキブリが記載されており，日本では 57 種が記録されている.

3.1.1　ゴキブリ科 Blattidae

世界では 44 属 600 種ほどが知られている．中型から大型のゴキブリで，体色は光沢がある．頭部は前胸背板におおわれるが，頭頂は露出し，触角は細長く体長を超える．多くの種は肢と翅がよく発達し見慣れたゴキブリらしい形態をしているのがこのグループである．卵は卵鞘とよばれる硬い殻の中に，20 個前後まとめて産出され，物の陰に産下される.

1）クロゴキブリ（口絵 7A）

学　名　*Periplaneta fuliginosa* SERVILLE, 1838

英　名　smoky-brown-cockroach

分　類　ゴキブリ目ゴキブリ科ゴキブリ亜科ゴキブリ属．本属のゴキブリは，日本では 7 種，世界では 53 種が知られる.

形態・特徴　成虫の体長は♂25 mm 内外．♀25〜30 mm．前翅長は♂23〜25 mm．♀25 mm 内外．和名はクロゴキブリだが，英名は smoky-brown-cockroach といわれ，よく観察すると体色は光沢のある濃褐色をしている．また，中齢幼虫は，赤褐色をしており黒ではない（図 3.2）．そのためクロゴキブリの幼虫と認識されていない場合がある．1〜2 齢幼虫は背面から見ると黒色をしており，背面には 2 本の白い横縞と，触角の付根および先端が白色となる．間違えやすい種としてヤマトゴキブリがあるが，クロゴキブリと比較して体形が細く，前胸背板は小さな隆起が複数存在し凸凹した表面となる．♀成虫は翅が短く，背面から観察すると腹部が半分以上露出して見えることから区別できる．本種の中齢幼虫とワモンゴキブリの中齢幼虫は形態的によく似ており，トラップに捕獲されて日数の経過した乾燥個体は同定しがたい場合がある（大顎の形態や脚の形態がわずかに違うことから判別は可能である）.

卵鞘は横長 12 mm 前後の小豆色をしたガマ口形をしている．この中に 22〜28 個の卵が収納されており，卵鞘上部の龍骨部とよばれる部分が裂け 1 齢幼虫が内部より脱出してくる.

分　布　北海道から沖縄まで分布するが，沖縄では 1975 年以降，小笠原では 1970 年以降記録がなく，一般的に分布している地域は北海道から九州までであろう．日本ではもっとも一般的なゴキブリであるが，国外では北米と中国中部に分布するのみで，ワモンゴキブリのように世界の熱帯・亜熱帯に広くは分布して

いない.

生　態　クロゴキブリの好む温度帯は 21.6℃ と熱帯のゴキブリと比べ 10℃ ほど低い温度を好む. そのため, 生息している場所は厨房などの高温になる場所ではなく, 外部に近い外壁の隙間や床のクラックの中, 排水口の内部などの外気に曝され温度が低い場所である. 卵鞘は物陰に唾液で貼り付けるように産み落とされる. 産卵される素材はコンクリート, 木製品, 紙製品, 鉄やステンレスなどさまざまである. 卵鞘から孵化して成虫になるまでの期間は, 長い個体では約 2 年を要する. ♀成虫は一生の間に 20〜30 の卵鞘を産み落とす. 1 卵鞘に 25 の卵があるとすると 1 ♀から 500〜750 匹の幼虫が発生する計算となる. 卵が孵化するまでの期間は温度や季節により変化し, 25℃ では約 42 日, 30〜32℃ では 32〜36 日と短くなる. また, 卵で越冬する場合は, 9〜10 月に産卵された卵は翌年の 6 月ごろに孵化するので, さらに長く 200〜300 日を要することになる. 幼虫の期間も外的環境に影響を受け, 温度や産卵された時期により 100 日以上の違いが見られる.

2）ワモンゴキブリ（口絵 7B）

学　名　*Periplaneta americana*（Linnaeus, 1758）

英　名　American cockroach

分　類　1）のクロゴキブリと同じ.

形態・特徴　大型のゴキブリで, 成虫の体長は 28〜44 mm. 体色は赤褐色. 前胸背板背面の周縁に沿って淡黄色の輪状の紋がある. 翅はよく発達し, ♂では腹部末端を超え, ♀は腹部をおおうかわずかに超える. 胸背の斑紋によりほかの種とは容易に識別できる. 幼虫は赤褐色で, 5 齢までは全体が淡褐色で顕著な斑紋はない. 6 齢幼虫以降前胸背板の両側に淡黄色のスポットが現れる. 卵鞘は長さ約 8 mm, 高さ約 5 mm. 小豆色をしている. 卵鞘内の卵数は 16 前後.

分　布　日本では, 北海道から沖縄まで生息している. アフリカを原産地とする熱帯種である. 学名にアメリカと付いているが実際の分布とは関係がない. 貿易の広がりとともに全世界に運ばれ, 熱帯, 亜熱帯地方ではもっとも代表的なゴキブリである. また, 熱源があれば温帯地域にも生息する.

生　態　卵鞘は, 湿った物陰に唾液で貼り付け産卵する. 耐乾性が強い. 本種は主として家住性であるが, 沖縄や小笠原などの亜熱帯地域では屋外でも活動している. ♂がいないと未交尾で卵鞘を産み, 単為発生により孵化するが, 産まれてくる性は♀のみである. 交尾 1 週間後より♀成虫は卵鞘を作りはじめ, 一生の

間の産卵鞘数は10〜84個．幼虫の経過齢数や発育期間は温度要因により大きく変化する．幼虫期間については134〜1,031日，成虫の寿命は69〜1,693日までばらつきがある．

3）ヤマトゴキブリ

学　名　*Periplaneta japonica* KARNY, 1908

英　名　Japanese cockroach

分　類　1）のクロゴキブリと同じ．

形態・特徴　成虫は♂♀異型．♂成虫は体長25 mm前後．腹端を超える長い翅がある．前胸背板表面には凸凹がある（口絵7D）．♀成虫は体長20 mm内外．前翅は短く，腹部は半分ほどが露出する（口絵7E）．♂♀ともに体色は全体栗褐色であまり光沢がない．幼虫は，1齢から終齢にかけ体部に顕著な斑紋をもたない．若齢時には，体色は淡黒褐色で，中齢から高齢にかけて黒褐色となり，終齢幼虫では，前胸背板に黄褐色の斑が出ることがある．卵鞘はやや細長く，長さ8〜9 mm，高さ約4 mm．卵鞘中の卵数は12〜16個．

分　布　日本だけに分布する土着種であったが，近年韓国の家屋内や，ニューヨークの公園で生息が報告されている．国内では北海道から九州まで分布するが九州では少ない．

生　態　家住性があり，衛生害虫として問題の種となっているが，寒さに対する耐性が強く，野外にも多く生息し，公園や街路樹の樹皮下や樹洞の中，下水溝の中，ごみ箱の下などに定着し，餌や温度環境が良いと建築物内に侵入し，繁殖を繰り返す．羽化後約11日で産卵が始まる．卵鞘は基物に貼り付けて産下される．産卵は4〜6日間隔で行われる．卵期間は25℃で34.1日．幼虫は9齢を経過して成虫となる．幼虫期間は，温度，日長時間などの環境条件の影響を受けやすく，20〜30℃の夏季の室温条件下での飼育で，♂105〜413日（平均196日），♀105〜403日（平均175日）．成虫の寿命は，25℃下で♂平均124.0日，♀平均178.7日で♀のほうが長命である．

3.1.2　チャバネゴキブリ科 Ectobiidae

世界では217属約2,400種を含むゴキブリ目の中で最大の科．日本では14属28種が知られる．小型から中型で体色は淡褐色から褐色．体形は楕円形やロケット型が多い．卵生．

1）チャバネゴキブリ （口絵7C）

学　名　*Blattella germanica*（LINNAEUS, 1767）

英　名　German cockroach

分　類　ゴキブリ目チャバネゴキブリ科チャバネゴキブリ亜科チャバネゴキブリ属．本属のゴキブリは日本では5種，世界では53種が知られている．

形態・特徴　成虫の体長は♂12 mm内外，♀11 mm内外．前翅長は♂10 mm，♀11 mm．小型で細長い形態をしている．翅は♂♀とも発達するが飛ぶことはできない．体色は淡黄褐色で前胸背板に2本の黒条紋がある．幼虫の体色は黄褐色．背面は黒色となるが前胸背板から後胸背板にかけて中央部と側縁は褐色となり，褐色の筋が入ったように見える．卵鞘の長さは7〜8 mm．細長く中の卵の配列が確認できる．

分　布　北海道から沖縄まで全国に分布するが，野外には生息していない．原産地は南アフリカといわれており，世界中に広く分布する重要な家屋内害虫である．

生　態　熱帯が原産であると考えられており，休眠性はない．環境が良ければ休むことなく成長し，世代交代を繰り返す．1年で2世代を経過したとすると約20,000匹に増えるという計算もある．棲家は成虫も幼虫も植物質の材質を好み，段ボールなどの構造は幼虫などが隠れるには適している．1齢幼虫は，0.5 mmの隙間に潜り込むことができ成虫も1.6 mmあれば身を潜めることができる．移動は段ボールなどの物の隙間に付着して拡散する．生息場所は，オフィスビル，ホテル，病院などの厨房などで多く，暖かく餌と水がある場所であれば1年中繁殖する．日本の一般家屋では少ない．

25℃の環境下では，卵期間は21〜28日．孵化後幼虫は6齢を経過して♂で52.0〜71.0日，♀で51.6〜72.1日で成虫となる．経過齢数に関しては，6齢がもっとも多いが，生息環境の悪化などにより♂は5〜7齢，♀は6〜7齢と増減することが知られている．羽化した成虫は，♂は3日後，♀は4日後より交尾を開始し，約10日後に1回の産卵が始まる．卵鞘は，産み落とすことはなく，腹端に付けたまま活動し，孵化後に空になった卵鞘を体から離す．卵数は30〜40．産卵回数は5〜7回．孵化率と孵化幼虫数は3個目より低下し，6個目以降は急激に悪くなる．成虫の寿命は，♂で43〜135日（平均90.0日），♀で26〜226日（平均164.6日）と♀のほうが長い．

2）チャオビゴキブリ（口絵7F）

学　名　*Supella longipalpa*（FABRICIUS）

英　名　brown-banded cockroach

分　類　ゴキブリ目チャバネゴキブリ科ヒメゴキブリ亜科チャオビゴキブリ属．本属のゴキブリは，日本では1種，世界では10種が知られる．

形態・特徴　成虫の体長は，♂12 mm内外，♀11〜13 mm．前翅長は♂11〜12 mm，♀5〜7 mm．♂は細長い形態をし，前翅は腹端を超えるが，♀の腹部は幅広く前翅は短いため腹部の半分ほどを露出している．♂はその長い翅で飛ぶことができる．前胸背板は濃褐色で側縁は透明となる．前翅の基部は濃褐色であるが，その後方は黄白色，再び褐色班が入り，白と茶褐色の帯のように見えることからこの和名が付いたと考えられる．♀は♂よりも褐色味が強く出る．幼虫の体色は淡黄褐色で，前胸背板は側縁が透明となり，中央の濃褐色部は釣鐘型を呈する．帯も成虫より濃褐色となり，中後胸背板の白色帯により分断され非常に明瞭である．卵鞘の長さは約4 mm．一般的な屋内性のゴキブリよりも小さく，長さの割に厚みがある．本種は，大きさや色彩からチャバネゴキブリと誤認されやすく，正確な知識が必要である．

分　布　日本では1973年に小笠原村父島の住宅内よりはじめて発見されて以降父島では普通種であったが，本土における発見はなかった．しかし，2016年に入り北海道，神奈川県，長崎県，福岡県，沖縄県のホテル客室や住宅で見つかっている．極地を除く全世界に分布している．

生　態　熱帯が原産であると考えられており，休眠のような習性はない．生息環境が良ければ，短期間で成長し世代交代を繰り返す．多くのゴキブリ同様夜行性ではあるが，日中でも活動が観察されている．♂成虫は光の周りを飛翔し，屋外での飛翔も観察されている．生息環境は，住宅，ホテル，病室などの乾燥高温の場所を好み，書斎の机，寝具のベッド周り，食器棚，テーブルの下などに潜む．本種は水分が少ない状態でも，食物から得られる水分を有効に利用できることが知られている．

　卵期間は相対湿度65%の環境下で温度25℃の場合は74日，27℃で43日，30℃では37日．幼虫は6〜8齢を経過して，25℃では164日，29℃では92日で羽化する．羽化した成虫は，♂は5日後，♀は3日後より交尾を開始し，10日も経つと1回目の産卵が始まる．卵鞘は物陰に粘液で固定され垂直面などに貼り付けて産下される．生涯の産卵数は5〜18個（平均11個）で卵鞘内の卵数は16

個前後. 寿命は♂で約 90 日, ♀は約 115 日と長い.

3.1.3 ゴキブリのアレルゲン性

日本ではあまり知られていないが, 喘息やアトピー性皮膚炎などの原因 (アレルゲン) となることが海外では多く報告されている. アメリカではゴキブリによるアレルギー発症率が 17〜41％に上がり, アレルゲンとしての重要性が示唆されている (Gelber *et al.*, 1993 ; Rosenstreich *et al.*, 1997). アジアでも, タイではアトピー性患者の 44〜61％はゴキブリアレルゲンに陽性であったと報告され (Tungtrongchitr *et al.*, 2004), 中国南部の熱帯地方では 11〜98％の家屋でゴキブリアレルゲンが検出されている (Zheng *et al.*, 2015). さらに, 台湾では喘息患者の 58％がワモンゴキブリ由来のアレルゲン Per a 1 に感作されていたと報告がされている (Lee *et al.*, 2012).

一方, 日本におけるゴキブリアレルゲンの研究は, 根本 (1973) が気管支喘息患者 39 名について調査を行いクロゴキブリアレルゲンによるゴキブリ喘息をはじめて報告して以降, 川上ほか (1982) はワモンゴキブリ・クロゴキブリ・チャバネゴキブリ 3 種のゴキブリ抗原のアレルゲン性を明らかにしている. しかし, その後, 生活環境が改善され, ゴキブリが高密度で生息している環境が減ったためか, ゴキブリアレルゲンに関する研究は少ない. 近年になり, 橋本ほか (2017) はチャバネゴキブリが多く生息している飲食店のほか, 一般住宅, 小学校の屋内塵中のチャバネゴキブリの糞由来アレルゲンの調査を行い, チャバネゴキブリが多く発生している飲食店では高濃度の Bla g 1 が検出され, 一般住宅の一部や小学校でも低い値ではあったがアレルゲンが検出されたと報告している.

ゴキブリアレルゲンとして重要な種は, ワモンゴキブリ, トウヨウゴキブリ *Blatta orientalis* (LINNE) (Bernton and Brown, 1964), チャバネゴキブリ (Bernton and Brown, 1970), クロゴキブリ (根本, 1973) であるが, チャオビゴキブリやクロゴキブリは, チャバネゴキブリとも交差反応性が報告されている (Sookrung and Chaicumpa, 2010). ヤマトゴキブリも国内には広く分布しており, 国外での生息が少ないためアレルゲン研究はないが, クロゴキブリ同様アレルゲン性や, ほかのゴキブリとの交差反応はあると考えてよいだろう.

日本におけるこれらアレルゲンとなりうる重要なゴキブリ類の生息状況は, クロゴキブリ・ヤマトゴキブリは北海道から九州までの温帯地域の一般住宅内やその周辺の自然環境に多く生息し, チャバネゴキブリは北海道から沖縄までの広い

範囲の飲食店内に生息している．ワモンゴキブリは沖縄以西や小笠原諸島などの亜熱帯地域では屋内外に普通種であり，本土でも都市のコンクリート建築物内の排水系では珍しい種ではない．また，チャオビゴキブリは小笠原諸島の父島だけに生息していたが，近年，主要都市のホテル客室や住宅内で発見・防除の報告がされてきており，今後，地球温暖化に伴いゴキブリの生息環境の拡大が進めば，ゴキブリを由来とするアレルギーが増えてくる可能性も考えられる．国民的な嫌われ者のゴキブリだけに，大量発生を放置する人は少ないだろうが，注視する必要がある．　　　　　　　　　　　　　　　　　　　　　　　　　　〔小松謙之〕

3.2　ハ　　エ　　目

分　類　ハエ目（双翅目）Diptera
英　名　fly

　ハエ目 Diptera は，昆虫の中でもっとも多様性に富んだ分類群の1つで，日本昆虫目録第8巻双翅目には124科1,668属7,658種が掲載されている．

　ハエ目には，一般的にハエ，アブ，カなどとよばれるものが含まれる．成虫は1対の前翅をもち，後翅は退化して小さな平均棍となる．完全変態で，幼虫は成虫とまったく違った生活をし，水中か多湿な場所に生息するものが多い．ハエ目はカ亜目 Nematocera とハエ亜目 Brachycera とに大別される．カ亜目成虫の触角は一般に胸部より長く，鞭節は通常4節以上の相等しい節よりなる．小顎髭は通常4〜5節からなる．幼虫は有頭．カ亜目には37科が属しており，本書で取り上げるユスリカ科 Chironomidae，チョウバエ科 Psychodidae，タマバエ科 Cecidomyiidae，クロバネキノコバエ科 Sciaridae が含まれる．

　ハエ亜目成虫の触角は短く，通常基部3節が顕著である．小顎髭は1〜3節からなる．幼虫の大部分は頭部が退化した無頭型幼虫で，口鉤を含む頭咽頭骨格だけが硬化している．ハエ亜目には87科が属しており，本書で取り上げるノミバエ科 Phoridae，ショウジョウバエ科 Drosophilidae，イエバエ科 Muscidae，クロバエ科 Calliphoridae，ニクバエ科 Sarcophagidae が含まれる．

　コバエ類　ヒトの生活環境でしばしば捕獲される小型のハエ類をコバエとよぶことがある．コバエとは大型のハエに対して小さなハエという意味で，コバエという分類群はない．コバエにはカ亜目とハエ亜目のいずれも含まれている．コバエは，小型であるゆえに，幼虫期の餌が少なくてすみ，発育速度も速いので，大

量発生して不快害虫（法律上の衛生害虫ではない．8.2節を参照）となりやすい．

3.2.1　ショウジョウバエ科 Drosophilidae

英　名　fruit fly

形態・生態　日本産ショウジョウバエ科は 26 属 311 種が記録されている．成虫の体長が 1.5〜4.0 mm ほどのいわゆるコバエである．体色は黒褐色，黄褐色，黄白色などさまざまで，一般に複眼が鮮やかな赤色を呈し，和名は酒を飲み眼を赤くして舞う「猩々」に由来する．樹液，腐果実，キノコ，ごみ溜めなど発酵した腐植物に集まり，またこれらがおもな発生源となる．成虫は灯火にもよく誘引される．卵は白色，長楕円形，背面前端近くから糸状突起が出ている．幼虫は乳白色，円筒形で尾端に後気門が突出する．囲蛹の前端に前気門が角状に突出する．発育は早く，25℃ではほとんどの種が卵から 10〜12 日ほどで成虫になる．遺伝学の研究に用いられてきて，その発展に大きく貢献した．

1）キイロショウジョウバエ（図 3.3）

学　名　*Drosophila melanogaster* MEIGEN, 1830

形態・生態　体長 2.0〜2.5 mm，黄褐色で，黒色の短毛を生じる．複眼は赤褐色．腹節の後縁は黒褐色帯をなす．脚は淡黄褐色．幼虫は腐果実，ぬか味噌，ごみ溜めなどに発生し，それらに繁殖したイーストを食べる．春から秋にかけて人家にもっとも普通に見られるショウジョウバエである．羽化後 1 日以内，夜明

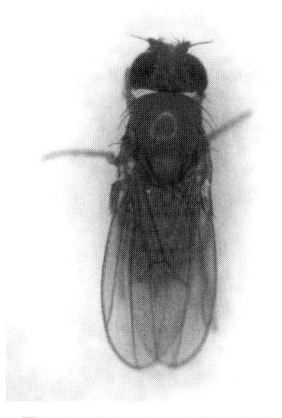

図 3.3　キイロショウジョウバエ

けから朝方に交尾し 2 日目には産卵を始め，一生に数千の卵を産む．卵から成虫までの期間は 25℃下で約 10 日．成虫の寿命は 30〜50 日．

アレルゲン性　さまざまな昆虫アレルゲンが報告されているが，ショウジョウバエの報告については少ない．Spieksma *et al.*（1986）は 22 人の実験従事者を対象とした小規模な調査を実施し，7 人（32％）が仕事関連の呼吸器症状を報告したが，そのうち 1 人を除くすべてが特異的 IgE 感作の証拠を示した．キイロショウジョウバエ抽出物は，栽培室のほこりと免疫学的に交差反応性であり，後者がキイロショウジョウバエの成分を含んでいることを示唆し，作業環境において吸入可能なショウジョウバエアレルゲンの潜在的な原因となっている．Jones *et al.*（2017）は，同じく実験従事者を対象とした調査を実施し，曝露の頻度・強度が感作に影響することを報告している．

3.2.2　ノミバエ科 Phoridae

英　名　scuttle fly

形態・生態　日本産ノミバエ科は 30 属 127 種が記録されている．成虫の体長 1〜5 mm 程度のコバエである．成虫は胸部が丸く隆起する猫背形で，翅に横脈がなく，前縁脈の基部が太い．脚はよく発達し，各基節から各腿節までは太く，歩行に適し，活発に歩きまわる．幼虫は汚白色の蛆虫，気門が末端にある．発生源は腐植質，漬物，動物死体，動物糞，腐肉，堆肥などで，浄化槽表面のバイオフィルムから発生することもある．

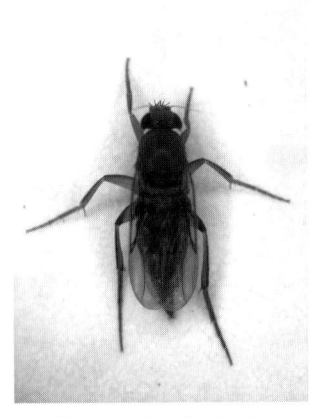

図 3.4　コシアキノミバエ

1）コシアキノミバエ（図 3.4）

学　名　*Dohrniphora cornuta*（BIGOT, 1857）

形態・生態　成虫の体長は 1.5〜2.4 mm で，胸背部は黒褐色で腹部は黄色である．3 齢幼虫は体長 6.0〜6.8 mm．27±1℃ の条件下における卵から成虫までの期間は約 13 日であり，そのうち蛹の期間が約 10 日である．本種はわずかな量の厨芥から発生する．全世界に分布し，屋内に普通に見られる．

アレルゲン性　Kern（1938）は，ノミバエ類が気管支喘息のアレルゲンとなることをはじめて報告している．初報告された事例では，春のはじめから秋の終わりに症状が発生し，この時期はノミバエ類が患者の家に大量に侵入する時期と一致していた．患者の住むペンシルベニア州チェスター郡の農村地域ではキノコ栽培がもっとも重要な産業であった．ノミバエ類は mushroom fly ともよばれ，キノコ栽培場で大量発生し害虫となり，優占種が *Aphiochaeta agarici* であった．

3.2.3　チョウバエ科 Psychodidae

英　名　moth fly

形態・生態　日本産チョウバエ科は 32 属 73 種が記録されている．体長 1〜5 mm 程度のコバエで，体，翅，脚は毛で密生しており，灰黒色で，頭は小さく，背面からは毛に隠れて見えない．翅は短いひし形で，横脈がなく，脈上には長毛が生えている．もっとも普通に見られる種としてオオチョウバエ *Clogmia albipunctata* とホシチョウバエ *Tinearia alternata* が知られている．主要なチョウバエ類であるオオチョウバエとホシチョウバエ以外にも人工的な環境に多く発生する種がいるので，同定には注意が必要である．

1）オオチョウバエ（口絵 8C）

学　名　*Clogmia albipunctata*（WILLISTON, 1893）

形態・生態　成虫の体長 4〜5 mm で，チョウバエ類の中では大型である．褐色を帯びた黒灰色で全体表に長い剛毛を密生している．触角は 16 節で，各節に U 字型の感覚毛が生えている．翅脈の末端には 8 個の白点がある．雄の尾節には，ボーリングのピン状の把握器があり，その先端部に多数の小棘が存在する．

　幼虫は成熟すると体長 8〜9 mm で，全体は褐色であるが頭部と尾部は黒褐色をしている．各節の背面に黒褐色の背板が並び，多数の剛毛が生えている．尾端の呼吸管は太く，短い．幼虫は下水溝，浄化槽，畜舎排水溝などの汚泥中に発生する．孵化した幼虫は汚泥中に潜り，呼吸管を空中に出して呼吸して成長する．

27℃下における卵から成虫までの期間は約15日，成虫の寿命は10〜15日程度である．

年間に5〜6世代を繰り返す．成虫は，本州では5月末から10月まで見られ，8〜9月にもっとも多く発生するが，都市のビルなどでは年間を通じて成虫が見られる．成虫はおもに夜間に活動し，昼間は湿気の高い厨房，地下室，公衆便所などの壁に静止している．下水処理施設の散水濾床から大量に発生するので，濾床バエともよばれる．世界各地に広く分布し，日本では北海道から沖縄まで分布する．

アレルゲン性 Ordman（1946）はトランスバールの下水処理場において，チョウバエ類に関連していると疑われる気管支喘息患者13人を調査したところ，6人がチョウバエ類の抽出物に対して強い皮膚反応を示した．一方，12人の非喘息の従業員に対して同様のテストを実施したところ，いずれも有意な反応を示さなかった．これらの結果から，チョウバエ類は気管支喘息のアレルゲンとなることが明らかとなった．ハエの体の崩壊から生じる粉塵の吸入性曝露によって喘息を発症していることが証明されている．

3.2.4 タマバエ科 Cecidomyiidae

英 名 gall midge

形態・生態 日本産タマバエ科は85属281種が記録されている．体長・翅長ともに1〜2mmのコバエで，翅はやや幅広く，微毛を密生し，縦走する翅脈が少ない．複眼は大きく，触角は数珠状で長い．脚は細長い．タマバエとは虫こぶを作る虫の意味であり，多くの種は幼虫が植物の葉，茎，花，実などに虫こぶを作る．また，食腐性，食菌性，捕食性などのものも知られている．

1）ダニクイタマバエ

学 名 *Silvestriola cincta*（FELT, 1907）

形態・生態 Yukawa（1971）が *Silvestrina* sp. として記録したものがダニクイタマバエである（Yukawa, 1976）．雄翅長約1.0，雌翅長約1.1〜1.2 mm．幼虫はコナダニ類の捕食者である．汎世界種で，日本では九州から記録がある．本属からは *S. artemisiae, S. euphorbiae, S. quercifoliae* が記録されている．

アレルゲン性 Perlman（1961）はさまざまな昆虫を用いた皮膚テストを実施し，目または科レベルでの昆虫のアレルギー相互関係を示唆している．試験に使用されたハエ目にはタマバエ科も含まれており，患者によってはアレルギー反応

を示す可能性があることが報告されている.

3.2.5 クロバネキノコバエ科 Sciaridae

英　名　fungus gnat

形態・生態　日本産クロバネキノコバエ科は 21 属 113 種が記録されている. 成虫の体長は 2〜4 mm,黒または黒褐色であり,翅も薄黒い. 触角は細長く 16 節,複眼は大きく連なる. 脚はあまり長くない. 幼虫は腐植質や糞,キノコなどに生息し,油粕などの有機肥料を施した植木鉢からもよく発生する. 卵から成虫まで 15〜20 日. 雄成虫の寿命は雌よりも長く,4〜10 日.

1）コヒゲクロバネキノコバエ

学　名　*Epidapus* sp.

形態・生態　近年,静岡以西においてクロキノコバエ類の大量発生が報告されている. 静岡県で大量発生していたため,和名はシズオカコヒゲクロバネキノコバエと命名されたが,その後他県でも多くの発生が見られたためコヒゲクロバネキノコバエと改められた. コヒゲクロバネキノコバエは梅雨時期に大量発生し,秋季にも若干発生している. また,建物への飛来数は午前 9〜10 時ごろがもっとも多い. ほかの大量発生地では,大量発生時期や飛来時間が異なるため,地域差が指摘されている. なお,大量発生地域の特徴として,輪円部もしくは盆地であることが挙げられている.

アレルゲン性　キノコ栽培者における職業性気管支喘息は古くから知られ,ハエ類がアレルゲンとなることが示唆されてきた. Cimarra *et al.* (1999) は,ノミバエ科とクロバネキノコバエ科がキノコ栽培者における喘息および鼻結膜炎の原因となることを報告している.

3.2.6 ユスリカ科 Chironomidae

英　名　non-biting midge

形態・生態　日本産ユスリカ科は 176 属 1,206 種が記録されている. ユスリカ類の成虫は蚊に似てはいるが,雌雄ともに口器は退化し吸血しない. 多くの種の成虫は食物を摂らないため,成虫の寿命は 1 日から数日である. 触角は長く,雄では長毛を密生する. 雄のみで群飛し,蚊柱を作る種が多い. 雄の交尾器の外部構造は種の同定に重要である. 世代数は年一化から多化,あるいは幼虫期が 2 年に及ぶものもある. 日本では 4〜5 月と 9〜10 月に羽化する種が多いが,厳冬期

に羽化する種もある．卵から孵化した幼虫は 4 齢を経て蛹となり，水面に浮上して羽化する．

　幼虫は山地の渓流から河口まで各種が生息し，環境指標種となり，淡水域ではしばしば優占種となる．海岸の潮間帯などからも発生する．卵から孵化した幼虫ははじめ水中を浮遊するが，水底の土中に潜って生活し，筒巣を作る種が多い．ユスリカの和名は，しばしば幼虫が巣内へ水を導入するために体を揺する行動に由来するといわれるが，本来は成虫が静止時に前脚を揺らす行動に由来すると考えられる．水生だけではなく，陸生，湿地生の種もいる．一部の種の幼虫は赤色を呈するが，幼虫は白色，黄色，褐色などさまざまである．幼虫形態による正確な同定は困難なので，それには飼育羽化させて成虫で行う必要がある．

　デトリタス食の種が大量発生する場合は水質浄化に寄与していると考えられている．たとえば，羽化した成虫によって，水中内の有機物が陸域へ持ち出される．富栄養化した水域から大量発生した成虫は，灯火に誘引されて不快害虫となる．

1）ウスイロユスリカ（口絵 8B）

　学　名　*Chironomus kiiensis* TOKUNAGA, 1936

　形態・生態　成虫の体長 3〜5 mm．体色は全体淡黄褐色で，腹部はやや濃くなる．胸部の条紋は褐色で明瞭である．腹部 2〜4 節は中央部に細長い縦長の暗色の斑紋を生じる．翅に雲条紋をもつ．これは，日本産ユスリカ属で本種だけに見られる特徴で，重要な識別形質となる．4 齢幼虫の体長は 12 mm に達するものがある．体色は赤く，側鰓，血鰓を有する．やや汚れた河川，池，水田で大量発生する．高い塩素イオン濃度でも生息でき，室内プールから発生することがある．

　25℃条件下で，卵期間 1 日，幼虫・蛹期間 15 日，羽化後産卵前期間 1〜2 日であり，1 世代では約 17〜18 日である．山口県におけるマレーズトラップを用いた発生消長の調査では，成虫は 5〜9 月に捕獲され，7 月に最大値を記録した．

2）セスジユスリカ（口絵 8A）

　学　名　*Chironomus yoshimatsui* MARTIN ET SUBLETTE, 1972

　形態・生態　成虫の体長 4〜6 mm．基本体色は緑色，胸部の条紋はオレンジ色〜褐色で明瞭である．腹部 2〜6 節には中央部に黒褐色の横紋をもつ．非常によく似た普通種にヒシモンユスリカ *C. flaviplumus* TOKUNAGA, 1940 がいる．両種の色彩，腹部の斑紋も酷似しているが，雄交尾器の上底節突起の後縁の形状な

どで識別できる．終齢幼虫の体長は 11 mm くらいで鮮紅色，腹部末端に側鰓，血鰓がある．セスジユスリカは流水を好むのに対し，ヒシモンユスリカは止水気に生息する．

20℃における幼虫期間は約 25 日，蛹期間は 2 日程度，幼虫で越冬する．日本でもっとも普通に見られる種で，関東地方での年間世代数は 6〜8 世代とされ，ユスリカ類の中では世代数が多いほうである．

アレルゲン性　Weil（1938）はユスリカ類がアレルゲンとなることを報告している．国内では 1984 年 6 月に富山市周辺で大量発生したミヤコムモンユスリカ成虫および培養されたセスジユスリカ成虫から作製された抗原を使用して，ユスリカ抗原由来の喘息の有無を調べたところ，気管支喘息患者からユスリカ喘息 2 症例の存在を見つけたのが最初である（五十嵐ほか，1985）．また，水上ほか（1986）は群飛していた成虫を気管内に吸入した直後に，呼吸困難，喘鳴，チアノーゼを呈し，重症気管支喘息発作を起こした症例を報告している．現在，ユスリカはダニアレルゲンに次ぐ気管支喘息の普遍的なアレルゲンと認識されている（小川，1998）．

3.2.7　イエバエ科 Muscidae

英　名：house fly

形態・生態　日本産イエバエ科は 38 属 253 種が記録されている．イエバエ科の成虫は糞，動物死体，厨芥などに集まるものが多く，サシバエ類のような吸血性のものもある．また，クロイエバエ，ノイエバエは眼の周りにたかって，家畜の眼虫症を媒介する．イエバエ科の幼虫は，糞や動植物の腐敗物を食するものが多い．そのほか，捕食性，寄生性のもの，イネ科植物の茎に潜入するものなどがある．人間の生活環境で害虫となる種のみではなく，多くの野外性種がある．

1）イエバエ（図 3.5）

学　名　*Musca domestica* LINNAEUS, 1758

形態・生態　成虫の体長 4〜8 mm，胸部は灰褐色で，胸背に 4 本の黒縦条がある．前胸側板に微毛を有することでほかのイエバエ属と区別できる．複眼は雌雄ともに離れているが，雄ではその幅が狭い．また，雌雄ともに腹背の第 2，3 節に黄紋があるが，この紋の大きさは地域によって異なる．成虫の飛翔可能な温度域は 7〜42℃で幅広い．飛翔距離は通常，発生源から 1〜3 km 程度だが，大量発生時には 5〜6 km の距離を飛翔することがある．日中，建物に侵入してくる．

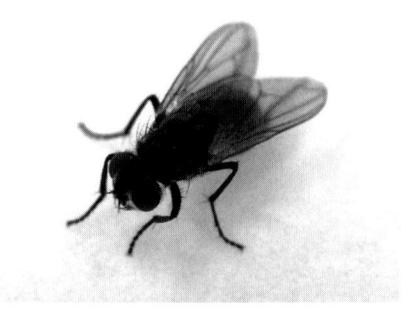

図3.5　イエバエ

　幼虫は成熟すると体長約 10 mm で，乳白色である．最近では人家の周辺でイエバエが発生することは少ないが，畜舎では問題になることがある．25℃条件下では，12～14 日で卵から成虫となる．発育零点は 11℃．イエバエの繁殖力は29℃でもっとも高く，33℃以上になると増殖力は低下し，15℃以下では産卵しない．

　アレルゲン性　イエバエはアレルギー性鼻炎の原因となることが報告されている（Jamieson，1938）．当時，アレルゲンとなることが知られていたトビケラ目やチョウ目とは異なり，イエバエの翅は鱗毛や鱗片におおわれていないにもかかわらずアレルゲンとなることが注目されている．

3.2.8　クロバエ科 Calliphoridae

英　名　blow fly

　形態・生態　日本産クロバエ科は 28 属 70 種が記録されている．クロバエ類には大型で青黒色のクロバエ類と，黄緑色や藍色などの金属光沢をもつ中形のキンバエ類（図3.6）が含まれる．クロバエ類は春秋の涼しい季節に多く，一般に 2 峰型の消長を示すが，キンバエ類は比較的気温の高い季節に活躍するものが多い．成虫は腐った肉や厨芥，野糞などに集まり，幼虫は動物の死体や厨芥，種によっては便所から発生する．クロバエ類の屋内侵入性は高くない．

1）オオクロバエ

学　名　*Calliphora nigribarbis*（Vollenhoven, 1863）

　形態・生態　成虫の体長 7～14 mm で，胸部，腹部ともに青藍色，中胸気門は橙色である．胸背の黒条は不明瞭．翅は透明で斑紋はなく，鱗弁は黒褐色，平均

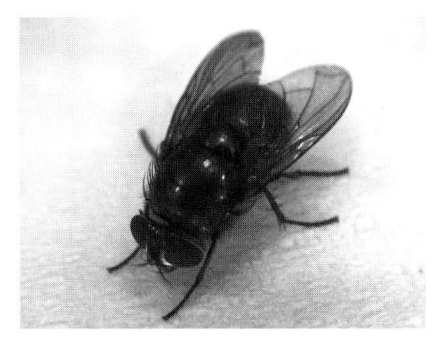

図3.6 スネアカキンバエ

棍は褐色，脚は黒色である．幼虫は成熟すると体長約20 mmで，乳白色である．

　日本では普通種で，国外では中国，韓国，ロシアに分布する．本州，四国，九州の平地ではおもに春と秋に出現するが，盛夏には姿を消す．しかし，高山部や北海道では夏季に成虫が見られる．沖縄では2～3月に出現する．25℃下における卵から成虫までの期間は21日である．

　近年，クロバエ類が大量発生して問題となる機会は少ないが，2011年3月11日に発生した東日本大震災の津波被災地では5月ごろからオオクロバエの大発生が観察された．津波被災地には多くの魚加工場や冷凍倉庫があり，津波によって流出した海産物などが付近に散乱し，おもな発生源となった．

　アレルゲン性　Kaufman *et al.*（1989）は，オオクロバエと同科であるヒツジキンバエ *Lucilia cuprina* 繁殖に従事していた53人の実験従事者のうち28％が，本種との接触に起因するアレルギー症状を経験したことを報告している．一般的な症状は，鼻炎，眼疾患，発疹，および下気道症状で，即時型である．非昆虫関連喘息，アレルギー性鼻炎，湿疹，またはこれらの組合せはヒツジキンバエにアレルギー症状をもつ労働者に一般的であったが，一部の労働者はヒツジキンバエにのみアレルギー症状を生じた．ヒツジキンバエは空中アレルゲンの重要な発生源であり，労働衛生上の危険性があると考えられている．

3.2.9　ニクバエ科 Sarcophagidae

英　名　fresh fly

　形態・生態　日本産ニクバエ科は36属119種が記録されている．中型～大型のハエで基本形態はクロバエ類と同じであるが，一般的には胸背に3本の明瞭な

黒条があり，腹部は市松模様であることなどで区別される．卵胎生で1齢幼虫を産むのがほかのハエと異なる．動物の死体，動物糞，厨芥，便所などから発生する．

1）センチニクバエ

学　名　*Sarcophaga peregrina*（ROBINEAU-DESVOIDY, 1830）

形態・生態　成虫の体長8〜14 mm，大型で灰白色．胸背に明瞭な3本の黒条があり，腹背は市松模様である．幼虫は便池や厨芥，動物の死体，鶏糞などから発生する．1齢幼虫から成虫の羽化までに25℃で17日を要する．1雌の産子数は25℃で約100．

　センチは便所の古称である雪隠（せっちん）に由来する．家屋内侵入性があり，夏季には食物に産子したり，病院では患者の傷口に産子したりして，ハエ症の原因となる．日本では普通種であるが，北海道の冷涼な地域では少ない．国外では東洋区からニューギニア，オーストラリアなどを含む南太平洋に広く分布する．

アレルゲン性　Valsecchi *et al.*（2009）は，素人の釣り人によって使用されたニクバエ *Sarcophaga carnaria* 幼虫への曝露による即時型皮膚反応（じんましんおよび血管浮腫）および粘膜反応（鼻かゆみ，くしゃみ，鼻漏および呼吸困難）の症例を報告している．餌として使用される幼虫は，釣り人の間で潜在的な接触感作性物質であることが知られている．　　　　　　　　　　〔木村悟朗〕

3.3　シバンムシ類

分　類　コウチュウ目（鞘翅目）Coleoptera，シバンムシ科 Anobiidae

英　名　death watch beetle

　体長2〜3 mm の円筒形の甲虫で，幼虫が乾燥植物質を食害するため，食品加害種，書物や乾材の加害種，古い建材の加害種など著名な種が多い．世界から約2,000種が記録されており，日本には約150種が分布している（酒井，1995）．

3.3.1　タバコシバンムシ

学　名　*Lasioderma serricorne* FABRICIUS

英　名　cigarette beetle

形態・生態　体長1.7〜3.1 mm．赤褐色，長楕円形．黄色短毛におおわれ，頭部と胸部を下へ向け，触角は第1〜11節まで鋸歯状（図3.7①，②）．貯蔵葉タバコと紙巻タバコ製品の害虫として著名である．穀類粉，生薬，漢方薬，ドラ

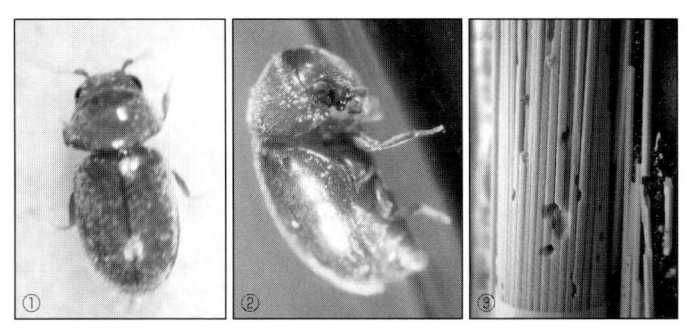

図3.7　タバコシバンムシ（*L. serricorne*）と加害された乾燥食品
①背面，②側面，③乾燥麺（ラーメン）加害痕

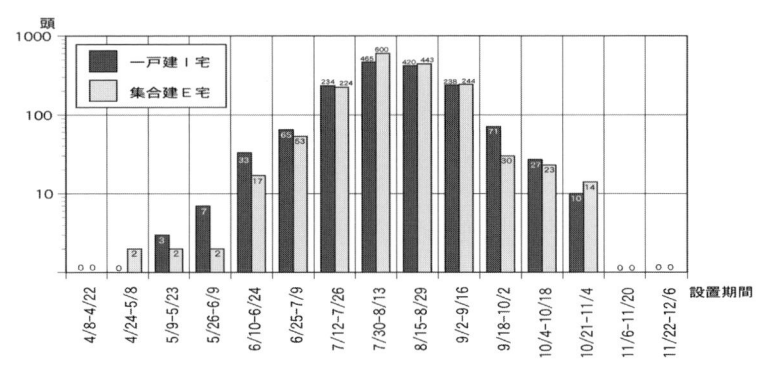

図3.8　一般住宅におけるタバコシバンムシの発生消長（総捕獲数の推移）（川上・加瀬，1998）
1997年4月〜12月に東京都杉並区の戸建住宅と世田谷区の集合住宅を対象として，フェ
ロモントラップ各4個（室内3個＋ベランダ1個）を配置した捕獲調査結果

イフラワー，乾麺（図3.7③）などの植物質加工品から鰹節などの動物質加工品
まで食害事例は多岐にわたり，乾燥食品などの製造工場でよく発生する（酒井，
1995）．畳からも発生し，まれに本種の寄生蜂であるシバンムシアリガタバチが
人に刺咬害を及ぼすことが知られている（新穂，1982；山崎，1982）．1990年代
に，フェロモントラップを用いた本種の生息調査から住宅形態のいかんにかかわ
らず，住宅とその周辺屋外にきわめて普通に生息することが明らかになった（高
山ほか，1992；川上・中野，1996；1997）．また，東京都心のような住宅密集地
のほうが田畑や林のある郊外の住宅地よりも多く捕獲され，学校や病院などの公
共施設にも広く生息することも明らかになっている（川上・加瀬，1998）．東京
都内の年間を通した調査事例では，4月下旬〜11月初旬まで発生し，年3世代前

後を経過する（図3.8）．その後の追調査によって，本種が日本の全域に広く分布することが明らかにされている（木村ほか，2016；吉井ほか，2017）．中野（2000）は，中米のホンジュラス共和国において，本種の捕獲調査を実施し，首都テグシガルパと郊外の住宅や事務所において1年を通じて捕獲されることを報告している．日本と同様に，都市部に多いことから本種は人の生活圏を利用している都市型昆虫であることが示唆される．

3.3.2　ジンサンシバンムシ

学　名　*Stegobium paniceum*（LINNAEUS）

英　名　drugstore beetle

形態・生態　体長1.7〜3.6 mm．前種よりやや細長い長楕円形．濃い赤褐色で背面には黄褐色微毛が密集して生えており，前胸背板上の毛は毛斑を描く．触角は11節であるが前種と異なり，基部の第1節と先端の第9〜11節が大きく棍棒状を呈し，中間の第3〜8節は顕著に小さい糸状を呈する．鞘翅は前種のように平滑ではなく，左右のそれぞれに11本の条線が刻まれている．タバコシバンムシと同様に多岐にわたる動・植物質を食害する．"drugstore beetle"や「薬屋泣かせ」の俗称が示すように，朝鮮人参などの生薬・漢方薬をよく加害する．また，家具などの木工製品や書籍を加害した事例も知られている（酒井，1995）．年に1〜3回世代を繰り返し，幼虫で越冬する．生育適温域は22〜30℃で，発育零点は約13℃である．温度条件などによって生育日数が変化し，生育適温域外では過剰脱皮（最大8齢を経過）を行うことが知られている（坂下ほか，2001）．

3.3.3　タバコシバンムシのアレルゲン性と付着微生物の特徴

相模原病院・臨床研究センターの研究データによれば，アトピー型喘息患者185名の内，約15％がタバコシバンムシに陽性反応を示したことが報告されている（Fukutomi *et al.*, 2012）．しかし，この陽性反応は，タバコシバンムシ独自のアレルゲン性を反映しているのか，それともほかの昆虫やダニとの交差反応を反映しているのかは明らかになっていない．室内環境に存在する微生物の中には，単体で高いアレルゲン性を示すカビや細菌がいるが，ほかの生物アレルゲンとともに複合的に居住者が曝露されることによってアレルギー疾患を慢性化させる負の役目を担っているカビや細菌がいる可能性が高い．著者は，本種が住宅とその周辺屋外にきわめて普通に生息していることから，病原微生物の媒介者になるこ

とを想定してフェロモントラップを使った調査を行った．その結果，想定していた以上に細菌や真菌を付着させていることを明らかにしている．

2000 年に住宅 6 軒と病院 1 軒を対象に，2002 年には住宅 1 軒，病院 2 軒，学校 1 軒，児童館 1 軒を対象に調査を実施した．捕獲された生存個体計 60 頭の頭胸部を除去した腹部と解剖して取り出した消化管をサンプルとして，6 種類の選択培地を用いて培養を行い，分離された細菌と酵母菌の遺伝子解析による同定検査を行った．この結果，グラム陽性菌 8 種，グラム陰性菌 4 種，酵母菌 2 種を同定した（表 3.1）．分離された微生物は，環境中に普通に存在する種であったが，食中毒の原因となるセレウス菌 *B. cereus* や院内感染の原因となるフェカーリス菌 *E. faecalis* やカンジダ菌 *C. krusei* が分離されたことが注目すべき結果であった．フェカーリス菌 *E. faecalis* はヒトの腸内常在菌の 1 種で，最近では免疫力を高める善玉菌としてサプリメントに利用される一方，腎盂腎炎の原因菌として知られ，バンコマイシン耐性腸球菌（VRE）として医療現場で問題となっている．

本種の体表面から真菌（カビ・コウボ）を分離する調査については，住宅，事務所，学校，美術館などの室内環境と児童公園などの周辺屋外を対象として，2000〜2008 年まで継続的に実施し，60 種を超える真菌を分離している．2000 年に 30 軒の住宅を対象とした調査では，全捕獲個体 1,275 頭のうち 150 頭の体表面から真菌の分離を試みた．その結果，41 頭（27.3%）から真菌が分離された（川上ほか，2002；川上・髙橋，2006）．採集してきた本種の前胸背板から前翅にかけてカビの菌糸が繁殖した個体を見つけ，さらに，複数の個体を走査型電子顕微鏡で観察すると，毛根のくぼみで発芽するカビ胞子や体毛に付着するカビ胞子を確認することができた（Nakagawa *et al.*, 2008）．アスペルギルス・ウエスターディジキア *Aspergillus westerdijkiae*（口絵 4E, F）の胞子を本種に人為的に付着させた実験では，このカビに寄生されて死亡した個体の体節からあたかも花のように菌糸が発生する様子が観察された（口絵 4C）．さらに，26 m³ の実験ブースに本種を放し，この空間内に同種のカビ胞子を浮遊させた実験では，カビが放出した粘着物質によって体毛に固着している様子を確認した（口絵 4C, D）．この様子は，あたかも「カビの意思によってタバコシバンムシの体毛にしがみついているもの」と見てとれた．そして，本種がアスペルギルス *Aspergillus* を多く付着させていることに注目した（表 3.2）．本属のカビは，味噌，醤油，鰹節，日本酒などの製造（和食文化）に欠かせない有用菌が多く含まれる一方で，マイコ

表3.1　タバコシバンムシの腹部表面と

分離細菌と酵母菌*	分離場所	分離菌数	分離部位
Anaerococcus octavius 旧 *Peptostreptococcus octavius*	児童館・練馬区	1	腹部表面
Bacillus cereus セレウス菌	戸建・東大和市 戸建・練馬区 病院・新宿区 児童館・練馬区	3 1 1 2	消化管 腹部表面 腹部表面 腹部表面
Bacillus licheniformis	病院・新宿区	1	腹部表面
Bacillus subtilis 枯草菌	戸建・練馬区 集合・文京区 病院・新宿区	1 2 1	腹部表面 消化管 腹部表面
Bacillus thuringiensis	病院・板橋区	1	腹部表面
Clostridium sporogenes スポロゲネス菌	戸建・杉並区	2	消化管
Enterococcus faecalis フェカーリス菌	戸建・練馬区 病院・板橋区	1 2	消化管 消化管
Enterobacter cancerogenus	戸建・練馬区	1	消化管
Enterobacter cloacae	戸建・練馬区	1	消化管
Pantoea agglomerans 旧 *Enterobacter agglomerans*	戸建・練馬区 病院・新宿区 小学校・練馬区	2 1 1	消化管 腹部表面 腹部表面
Pantoea ananatis	小学校・練馬区	1	腹部表面
Staphylococcus epidermidis 表皮ブドウ球菌	病院・新宿区	1	腹部表面
Candida krusei	集合・国立市	1	消化管
Rhodotorula mucilaginosa 旧 *Rhodotorula rubra*	集合・杉並区	1	消化管

＊SSUrDNA の塩基配列解析による同定（川上ほか，2004）
◎免疫力が弱いヒトに感染することがあり，院内感染の起因菌ともなりうる.

トキシン（カビ毒）を産生する悪玉菌が多いことでも知られている．その中でも，オクラトキシン（ochratoxin：OT）を産生するアスペルギルス・オクラセウス *A. ochraceus* の分離頻度が高いことが興味深い知見である．著者らは，一

消化管から分離された細菌と酵母菌

タバコシバンムシ捕獲日	分離菌の特徴
2002 年 8 月 22 日〜9 月 17 日	ヒトの常在菌として，口腔・咽頭・消化器などに分布する．ほかの細菌との混合感染症の起因菌．◎
2000 年 8 月 12 日〜26 日 2002 年 8 月 12 日〜9 月 12 日 2002 年 8 月 22 日〜9 月 18 日 2002 年 8 月 22 日〜9 月 17 日	土壌や河川などの自然環境や農畜水産物などに広く分布する．健常人の 10%の腸管にも存在する．耐熱性の芽胞を形成し，毒素を産生するため嘔吐を伴う食中毒を引き起こす．◎
2002 年 8 月 22 日〜9 月 18 日	土壌中，植物，空気中に広く存在する．◎
2002 年 8 月 12 日〜9 月 12 日 2000 年 8 月 1 日〜14 日 2002 年 8 月 22 日〜9 月 18 日	土壌中，植物，空気中に普遍的に存在する．芽胞を形成する．
2002 年 8 月 24 日〜9 月 17 日	家蚕の卒倒病菌．ヒトや環境に安全な微生物殺虫剤として使用されている．
2000 年 8 月 1 日〜14 日	外傷により皮下組織で細菌が増殖して，ガスが作られる感染症（ガス壊疽）の起因菌．◎
2000 年 8 月 8 日〜23 日 2000 年 9 月 14 日〜28 日	ヒト腸管の正常細菌叢の常在腸球菌．尿路感染症，亜急性心内膜炎，髄膜炎，日和見感染症，食中毒などの起因菌．抗生物質耐性菌が知られている．◎
2000 年 8 月 8 日〜23 日	ヒトや動物一般の腸内共生微生物であり，環境中にも分布する．◎
2000 年 8 月 8 日〜23 日	ヒトや動物一般の腸内共生微生物であり，植物や昆虫の病原菌である．◎
2000 年 8 月 8 日〜23 日 2002 年 8 月 22 日〜9 月 18 日 2002 年 8 月 22 日〜9 月 17 日	土壌，水，食品，動物の消化管に広く分布し，ネギやタマネギの病原菌として知られている．◎
2002 年 8 月 22 日〜9 月 17 日	農作物や森林植物の植物病原体であり，まれに臨床分離株としても報告される．◎
2002 年 8 月 22 日〜9 月 18 日	ヒト皮膚表面，鼻腔などの普遍的な常在菌．体内に侵入すると病原性を発することもある．◎
2000 年 8 月 1 日〜14 日	ヒトの皮膚や粘膜の腐生酵母菌で，深在性カンジダ症の起因菌になることもある．◎
2000 年 8 月 1 日〜14 日	浴室や洗面所などの水垢の起因菌として知られる赤色酵母．◎

連の研究の中で分離された菌種を正確に同定するために，β-tubulin 遺伝子（約 440 bp），D1/D2 領域（26S rRNA，約 590 bp），Cytochrome b 遺伝子（mito-chondrial DNA，402 bp）の 3 つの遺伝子解析を行い，オクラトキシンを産生す

表3.2　タバコシバンムシの体表から分離された *Aspergillus* 属のカビ

種　名	2006 年	2007 年	合　計
A. candidus	2	1	3
A. flavus[1]	7	1	8
A. fumigatus[2]	110	3	113
A. niger[3]	73	15	88
A. tamarii	2		2
A. terreus	1		1
A. versicolor	14	5	19
A. westerdijkiae[4]	15	10	25
合計菌株数	224	35	259

る種は *A. ochraceus* ではなく，近縁種のアスペルギルス・ウエスターディジキア *A. westerdijkiae* であることを明らかにした（川上，2013）．

　オクラトキシンは，A, B, C, TA の4つの型があり，発ガン性，遺伝毒性，腎毒性，催奇形性，生殖毒性，神経毒性などが報告されている．オクラトキシンが消化管経由で生体に吸収された場合，高い濃度で腎臓に分布し，さらに，細胞でのDNA および RNA の合成を阻害することも知られている（中島，2005）．著者らは，液体クロマトグラフ・タンデム質量分析装置（LC/MS/MS）を使って，本種由来の *A. westerdijkiae* のオクラトキシン A とオクラトキシン B の産生量を分析した．その結果，本種由来株のオクラトキシン A の分析値は基準株（土壌由来株）と比較すると，産生量がきわめて高い株が存在することがわかった．そのデータの一部を表3.3に示す．また，肺アスペルギルス症の起因菌として，医真菌学上最重要視されているアスペルギルス・フミガタス *A. fumigatus* も本種の体表面から高頻度で分離されている．このカビは，フミトレモルゲン，ベルクロゲン，グリオトキシンなどの14種類のマイコトキシンを産生する．これらは，強い痙攣を引き起こしたり，免疫機能を阻害したりすることが知られているが，本種由来の *A. fumigatus* がマイコトキシン陽性株であることについても明らかにしている（川上，2013）．

　カビ側に立った本種への付着のメリットについては，以下の3つの仮説を類推することができる．①本種の移動・分散・採餌に伴って，体表面に付着するカビ胞子も広範囲に移動・分散することができる．②空気の流れに左右される不確定な空中浮遊胞子とは異なる運搬様式によって，新たな基質や食品での繁殖が可能になる．③本種が死亡した際に，そのまま栄養素として利用できる．カビ自らが

表3.3 タバコシバンムシ分離 *A. westerdijkiae* のオクラトキシン A 産生能 （高い菌株を列記）

株番号	捕獲場所		捕獲期日		オクラトキシン A	
	住　所		年	月	生成量[a]（mg/g）	産生能[b]
1	神奈川県相模原市（Y宅）		2006	9	138.2	+++++
2	埼玉県上尾市（小学校）		2006	7	36.1	++++
3	埼玉県上尾市（小学校）		2006	7	32.8	++++
4	神奈川県相模原市（Y宅）		2007	8	1.17	+++
5	神奈川県相模原市（Y宅）		2007	8	1.14	+++
6	神奈川県相模原市（Y宅）		2007	8	1.1	+++
標準株	NBRC4410				0.011	+

a) 基質（大麦）1 g あたりの生成量
b) NBRC4410 を基準とした表記．0.011～0.11 未満：+，0.11～1.1 未満：++，1.1～11 未満：
　　+++，11～110 未満：++++，110 以上：+++++

　放出した粘着物質によって，本種の体毛にしっかりと貼り付いたカビ胞子の様子は，何らかの生存戦略があるものと推察される．
　昆虫と微生物との関係については，養蚕と養蜂における昆虫病理学の研究がもっとも進んでいる．森林昆虫学では植物病原菌の随伴性について研究されている．しかしながら，ハエやカなどの衛生害虫の病原微生物の媒介を除いて，アレルギーにかかわる微生物と昆虫との関係性といった医学的研究はあまり進んでいない．ここで紹介したタバコシバンムシと微生物の関係性は，原因がよくわからないアレルギーの発症機序を解明する糸口になるかもしれない．

3.4　テントウムシ類

分　類　コウチュウ目（鞘翅目）Coleoptera，テントウムシ科 Coccinellidae
英　名　ladybird, ladybug, lady beetle

3.4.1　ナミテントウ
学　名　*Harmonia axyridis* PALLAS
英　名　Asian ladybug
形態・生態　体長 4.7～8.2 mm．北海道から九州までほぼ日本全土に分布し，住宅地，草地，山林などできわめて普通に見られる．年二化性で 3～11 月まで見られ，成虫は集団越冬する．気温が高くなると夏眠を行う．成虫の前胸背板と翅

鞘の斑紋は「全体が黄赤色」,「黒地に大きな赤紋」,「赤地に細かい黒紋」など多彩なバリエーションがある.

成虫も幼虫も植物の害虫であるアブラムシを捕食する肉食性で,人家の庭ではナナホシテントウよりも個体数が多く,うまく定着すれば農薬替わりの益虫となる.アジアの多くの国々でも普通に見られ,天敵として研究・利用されているが,もともと分布しなかった欧米の国々では外来種として拡散して,問題となっている.

アレルゲン性 アメリカではきわめて重要な季節型アレルゲンになっている.本種は1916〜1990年の間に,アブラムシなどの農業害虫防除のための天敵としてアジアからアメリカへ繰り返し輸入された.そして,1988年までに北米で野生化した本種の個体群が普通に見られるようになり,一部は異常繁殖するようになった.そのころより,晩秋になると越冬場所を求めて郊外の住宅や事務所などの室内に群れをなして侵入するようになった(口絵1).そして,居住者が本種に曝露される機会が増加したことに伴って,「ナミテントウアレルギー」が1998年にはじめて報告された(Baldo and Panzani, 1998).その後,ナミテントウの体から抽出した物質と患者の血清を用いたウエスタンブロット法により,約8.6, 21, 28, 31, および75 kDaの分子量を有する5つのタンパク質へのIgEの結合が明らかになり,抽出物中の特異的IgE抗体が同定された(Albright *et al.,* 2006).本種の特異的IgE依存性アレルギーは,1〜78歳の年齢層の男女で報告されている.臨床的なナミテントウアレルギーは,鼻炎,結膜炎,喘息,じんましん,血管浮腫などさまざまな症状が現れる(Albright *et al.,* 2006;Goetz, 2008).ナミテントウアレルギー患者の大半は,自宅で曝露された結果,アレルギーを発症しており,本種が住宅に侵入する秋季に患者数がピークに達する.また,越冬から目覚めた個体群が野外へ飛散する春季にも患者数が増加する傾向にある(Goetz, 2008).

Nakazawa *et al.*(2007)・中澤(2009)は,本種のアレルゲン Hara 1,Hara 2を同定した.本種の抽出物中のタンパク質をゲルろ過イオン交換クロマトグラフィーによって精製し,本種が侵入した住宅に居住する20人のアレルギー患者の血清を使って精製画分のスクリーニングを行った.その結果,2つのタンパク質が完全に精製された.さらに,血清抗体を68人の成人喘息患者から得た血清について検査した結果,2つのタンパク質,Hara 1(10 m/kDa)および Hara 2(55 m/kDa)は,それぞれ,血清の65%および75%でIgE抗体に結合した.配

列決定により，Hara 1 の新規 N 末端配列が明らかにされた．また，Hara 2 の配列決定により，アカハムシからのデヒドロゲナーゼに対する相同性が実証された．

室内環境に侵入した本種の排泄物が空気中に浮遊し，吸入性アレルゲンになる現象はアメリカのみならずヨーロッパの一部でも生じており，ほかの地域でもナミテントウアレルギー疾患の増加が懸念されている（福冨ほか，2009）．本種がアレルゲン昆虫になる変遷は，室内環境を生活圏として繁殖するほかの昆虫にも当てはまり，まだ認知されていないアレルゲン昆虫の存在や今後アレルゲン昆虫となりうる昆虫類が存在することを示唆している．

3.5 カ メ ム シ 類

分　類　カメムシ目（半翅目）Hemiptera

形態・生態　カメムシ類が山間部の住宅，別荘，温泉ホテル，保養所，学校，公民館などに越冬のために侵入することはよく知られている．渡辺（1995）は富山県や岐阜県での観察と文献調査から飛来侵入したカメムシ類 13 科 65 種を記録している．とくに，カメムシ科 Pentatomidae（26 種），ツノカメムシ科 Acathosomatidae（13 種），ヘリカメムシ科 Coreidae（6 種），クヌギカメムシ科 Urostylidae（4 種）に属する種が多いようである．

アレルゲン性　全国的に侵入事例が多い種は，クサギカメムシ *Halyomorpha halys* STAL，スコットカメムシ *Menida scotti*（PUTON），ヨツモンカメムシ *Urochela quadrinotata* REUTER の 3 種である．このうち，クサギカメムシは分泌物質が直接皮膚に接触すると軽い皮膚炎と色素沈着を引き起こすことが知られている（夏秋，2013）．カメムシ類の腹部には左右に一対の臭腺があり，悪臭の原因物質であるトランス-2-ヘキサナール，トランス-2-デセナール，トランス-2-ヘプテナールなどのアルデヒド類を分泌する．そのため，ほかのカメムシ類にも同様のアレルギー症状を引き起こすことがある（結城ほか，2016；コラム A 参照）．

カメムシ目に属するセジロウンカ *Sogatella furcifera* HORVÁTH，ヨツモンヒメヨコバイ *Emposcanara limbata*（MATSUMURA），ツマグロオオヨコバイ *Bothrogonia ferruginea*（FABRICIUS），アオバハゴロモ *Geisha distinctissima*（WALKER），ヒメナガカメムシ *Nysium plebeius* DISTANT などは住宅周辺の田畑や草地にきわめて普通に生息し，住宅内に飛来侵入することがある（図 3.9 ①

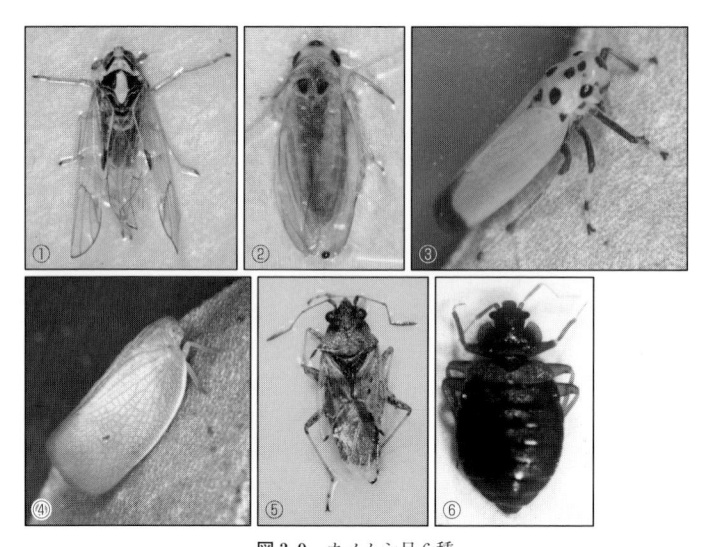

図 3.9　カメムシ目 6 種
①ウンカ科セジロウンカ（*S. furcifera*），②ヨコバイ科ヨツモンヒメヨコバイ（*E. limbata*），③オオヨコバイ科ツマグロオオヨコバイ（*B. ferruginea*），④アオバハゴロモ科アオバハゴロモ（*G. distinctissima*），⑤ナガカメムシ科ヒメナガカメムシ（*N. plebeius*），⑥トコジラミ科トコジラミ（*C. lectularius*）

〜⑤）．また，灯火に誘引されてガラス窓に飛来した個体の一部は死骸となってサッシの桟に貯留・乾燥して微細片となり，室内の空気中に浮遊し，ハウスダストに混入することによって吸入アレルゲンとなることが懸念される．

〔川上裕司〕

コラム A　カメムシの臭いとアレルギー

　カメムシは，後胸腹面にある臭腺から悪臭を伴う分泌液を飛散させることが知られている．捕食者の攻撃や人が安易に触れるなどの刺激を受けると分泌され，外敵に対しての防御効果としてはたらくようだ．分泌液にはアルデヒド，エステル，酢酸，炭化水素が含まれ，臭いの主成分はヘキサナールやトランス-2-ヘキセナールであることがわかっている．カメムシ好きの著者には何でもない臭いだが，読者は"カメムシの臭い"というと顔をしかめてあの嫌な臭いを思い出すだろう．カメムシにとっては外敵から身を守る秘密兵器の役割だけではなく，群れを作るカメムシでは，低濃度の臭いを集合フェロモンとして利用し，高濃度の臭いは，仲間に対し

ては警報フェロモンの役割を果たしていることが知られている．また，分泌液はカメムシ自身にとっても化学的に有害である．自然状態で死亡することはないが，ガラス瓶にカメムシを入れてから刺激を加え，臭いを出させた後，蓋を閉めておくと死んでしまうことがある．臭液の主成分であるトランス-2-ヘキセナールはアルデヒドの一種で，皮膚刺激性があることが皮膚科医らの報告で知られている．

　宇宿（2004）は，「胸に飛んできたミナミアオカメムシを潰して体液が付着した部位に，30分後に疼痛を伴う紅斑が生じた男児（10歳）の症例」を報告している．診断過程で実施した「虫体片を供試した健常人8名に対するパッチテストから1名が48時間後に陽性反応を示した」という結果から，カメムシによる皮膚炎では一次刺激性のものが多いが，アレルギー性接触皮膚炎も生じうると考察している．この臭液はスズメバチのような強烈な毒性はないので，皮膚に接触しても「腫れて痛痒い」程度で治まるだろうが，農業従事者や山林地域にお住まいの方で毎年のようにカメムシの臭いに接する機会が多い方は，それなりに感作されていることが想定される．アナフィラキシーショックを起こす可能性が皆無とはいえないだろう．

〔川上裕司〕

3.6 トコジラミ

学　名　*Cimex lectularius* LINNAEUS

英　名　bed bug

形態・生態　体長5〜8 mm．赤褐色，円盤状で扁平形．単眼を欠き，複眼は頭部側縁に突出し，ストロー状の口器は体の腹面に接した位置にある．前翅は小さく，後翅は退化している（図3.9⑥）．日本に江戸時代に渡来した外来種であるが，殺虫剤の普及とともに1964年の東京オリンピックを境に減少し，1970年代には見られなくなった．しかし，海外からの観光客の増加に伴い，2005年ごろから宿泊施設を中心に次第に増加していき，再興害虫としてマスコミでも報道されるようになった．本種の卵，幼虫，成虫が荷物や衣服に付着して持ち込まれ，蔓延したものと推察されている．

アレルゲン性　夜行性で，就寝中の人を襲って激しく吸血する．本種が吸血する際に注入する唾液腺物質に対するアレルギー反応によって，掻破痕を伴う浸潤性紅斑や紅色丘疹が，前腕や頸部など皮膚の露出部を中心に多発する（夏秋，2013）．著者は，輸入ベッドに付着して侵入し，ベッドの購入者が毎晩のように長期間吸血された症例について報告している（川上，1996）．

3.7 プラタナスグンバイ

学　名　*Corythucha ciliata*（SAY）

英　名　sycamore lace bug

形態・生態　グンバイムシ科 Tingidae は2亜科5族からなり，グンバイムシ亜科 Tinginae は，世界から240属約2,500種が知られている（Guilbert, 2001）. ツツジグンバイ *Stephanitis pyrioides*（SCOTT）は住宅や児童公園のツツジやサツキに普通に見られる園芸害虫であり，ハウスダストにもよく混入する（川上, 1981）.

　本種の体長は3.5〜3.7 mm で，乳白色の軍配団扇状を呈し，頭部は胸部の大きな帽状部におおわれる. 前翅のやや前方に明瞭な黒褐色紋を有する. 終齢幼虫は黄褐色で頭部と腹部背面に鋭い棘状の突起がある（図3.10 ③，④）. 2001年に愛知，東京，福岡などで確認された北米原産の侵入害虫で，プラタナスに寄生して吸汁加害する（時広ほか，2003）. 海外ではクルミ科，ブナ科，クワ科，モクセイ科などの樹木で寄生記録がある. 1世代に1〜2か月を要し，年3回以上発生する. 1齢幼虫から成虫まで葉裏に寄生して吸汁加害する. 加害が進むと葉

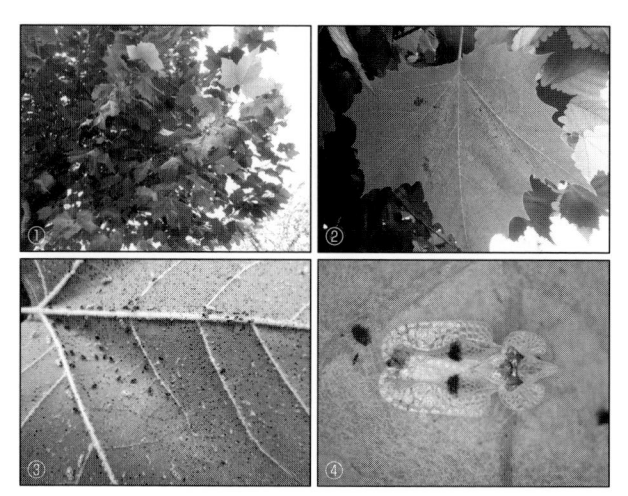

図3.10　カメムシ目・グンバイムシ科・プラタナスグンバイ（*C. ciliata*）
①：プラタナスの被害木，②：被害葉の裏面の拡大，③：被害葉の裏面に成虫・幼虫・脱皮殻・排泄物多数，④：プラタナスグンバイ（成虫）

の表面に脱色斑が現れ，白色〜黄白色に見える．葉裏は排泄物で汚れ，美観が著しく損なわれる．関東地方では7月ごろより葉の白色化が目立ちはじめ11月の落葉期まで被害が続く（図3.10①，②）．本種が発生したプラタナスの下を歩くと排泄物による悪臭を感じるようになる．

アレルゲン性　本種はアレルゲン性真菌 *Cladosporuium cladosporioides* と日和見感染性真菌 *Aureobasidium pullulans* を随伴することが報告されている（黒川ほか，2011）．プラタナスは街路樹として普通に見られ，汚染した落葉が乾燥して微細塵となって空気中に大量に飛散することが想定される．晩秋における鼻炎や目の痒みなどの原因不明のアレルギーの原因となっているかもしれない．

　日本におけるグンバイムシの外来種としては，アワダチソウグンバイ *Corythucha marmorata*（UHLER）とヘクソカズラグンバイ *Dulinius conchatus* DISTANT が1990年代後半に侵入し，全国的に分散し普通に見られるようになってきており，今後も外来種の侵入が増えることが懸念される．　　　　〔川上裕司〕

3.8　メ イ ガ 類

分　類　チョウ目（鱗翅目）Lepidoptera，メイガ科 Pyralidae

3.8.1　ノシメマダラメイガ
学　名　*Plodia interpunctella*（HÜBNER）
英　名　Indian meal moth
形態・生態（図3.11）　成虫は全長約10 mm，開張（広げた左右の翅の端から端までの長さ）は12〜16 mm，前翅の内側半分は淡褐色，外側半分は赤褐色に黒い斑紋を有する．通常は翅を閉じた状態である．卵は長径約0.5 mmの楕円形で乳白色である．幼虫は1齢では体長約2 mm，終齢では約10 mmで，頭部は茶褐色，体は白色のイモムシ型である．蛹は茶褐色で体長約7 mm，終齢幼虫が作ったマユ内で蛹化する．

　日本では1917年にはじめて報告された外来種である．1990年代後半のトラップ調査では，九州から北海道まで広く定着しており，2015年の調査でも同様に広い分布が確認されたが，沖縄ではまれである．

　貯蔵穀物とその加工品，乾燥果実，乾燥野菜，唐辛子，チョコレート，ナッツ，ペットフードなどの乾燥食品を広く加害し繁殖する．食品を加害するのは幼

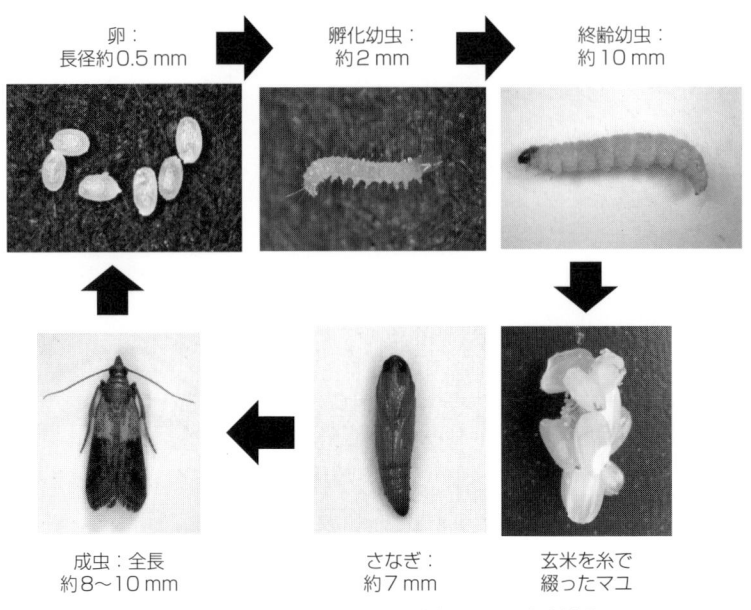

卵：
長径約0.5mm

孵化幼虫：
約2mm

終齢幼虫：
約10mm

成虫：全長
約8〜10mm

さなぎ：
約7mm

玄米を糸で
綴ったマユ

図3.11　ノシメマダラメイガの発育ステージと生活環
（写真：農研機構食品研究部門HP『貯穀害虫・天敵図鑑』より一部引用）

虫のみで，糸を出すため，大量発生すると食品が綴られた状態や，表面に薄い蜘蛛の巣が張ったような状態に見える．おもな発生場所は，穀物貯蔵庫，精米工場，乾燥食品工場であるが，一般住宅地周辺の屋外でも発生し，屋内に侵入する．幼虫が発育を完了できる温度の範囲は18〜35℃である．成虫は摂食せず，寿命は7〜10日であり，食品臭に誘引され産卵する．

　関東地方では，終齢幼虫で越冬した幼虫は，5月上旬ごろに成虫になり，3〜4世代を繰り返す（おもに3世代で成虫出現は4回）．成虫発生数のピークは8〜9月である．12月から翌年4月ごろまでは成虫は出現しない．

　一般住宅内外におけるノシメマダラメイガの汚染調査は，1994年に北海道から鹿児島までの120戸を対象にして性フェロモントラップを用いて行われた（平尾，1996）．その結果，ノシメマダラメイガが屋内で捕獲された住宅は85.8%（103/120戸）で総数3,358個体，屋外では92.5%（111/120戸）で総数4,443個体であった．1戸あたりで平均すると，屋内では32個体，屋外では40個体の成虫が7〜9月の設置7日間で捕獲されたことになる．性フェロモントラップに捕獲されるのは雄のみであり，性比が1：1の本種では雌を含めると，この倍の

数が家屋内外に発生していたと考えられる. とくにこの状況が屋内で長期間継続すれば, 屋内のダニと同様にアレルゲンになる可能性があるだろう. 平尾 (1996) でも, 本種の幼虫の排泄物, 成虫の鱗粉が屋内アレルゲンになる可能性が指摘されていた.

アレルゲン性

①**アレルゲン物質** ノシメマダラメイガの幼虫からは, アレルゲンとしてアルギニンキナーゼ (arginine kinase) が報告され, 喘息などの症状を引き起こす可能性がある (Binder *et al.*, 2001). ヨーロッパでの調査では, 屋内性アレルギー患者 102 人中の 51% はノシメマダラメイガ幼虫の抽出液に対して, IgE 抗体をもつことが報告されている. 分子量 40 kDa 付近のアルギニンキナーゼは, 無脊椎動物 (ダニ, ゴキブリ, エビ, ロブスター, イシガイなど) に共通に含まれるアレルゲンであり, 交差抗原性を示す場合があると考えられる. ノシメマダラメイガ由来のアルギニンキナーゼは分子量 39.9 kDa のタンパク質であり, 高いアミノ酸配列の相同性をもつ昆虫由来のアルギニンキナーゼは, バッタ (*Schistocerca* 属) (86%), セイヨウミツバチ (85%) から報告されている.

さらに, ノシメマダラメイガ成虫からは, ドイツでの調査により屋内性アレルギー患者の IgE 抗体と結合するチオレドキシン (thioredoxin) がアレルゲンとして同定されている (Hoflehner *et al.*, 2012). チオレドキシンは, 麦, トウモロコシ, カビに含まれるアレルゲンとしても報告されており, 近年では, パン職人の喘息患者のアレルゲンとして小麦粉から同定された. ノシメマダラメイガ由来のチオレドキシンは分子量 11.7 kDa のタンパク質であり, これまで同定されたほかの生物のチオレドキシンとのアミノ酸配列の相同性は, カイコ (83%), バナメイエビ (クルマエビ科) (58%), ヒト (47%), カビ (マラセチア真菌) (46%), コムギ (41%) である.

②**現在の汚染状況** 平尾 (1996) でアレルゲンとして本種の存在が指摘されたが, その後日本では昆虫アレルゲンとしてはとくに取り上げられなかった. 屋内アレルゲンとしてはダニ類が研究対象として注目されたためかもしれない. 日本全国を対象とした本種の分布 (汚染) 調査はしばらく行われなかったが, 2015年に木村らによって屋外でのトラップ調査が行われた (木村ほか, 2016). この調査は 22 地点で初見日を記録したもので発生数の指標にはならないが, 北海道から九州まで, 現在でも広く屋外に生息することを示した. 著者らは関東地方で2011 年から 8 年間継続して, 10, 11 月に一般住宅地の屋外でトラップ調査をし

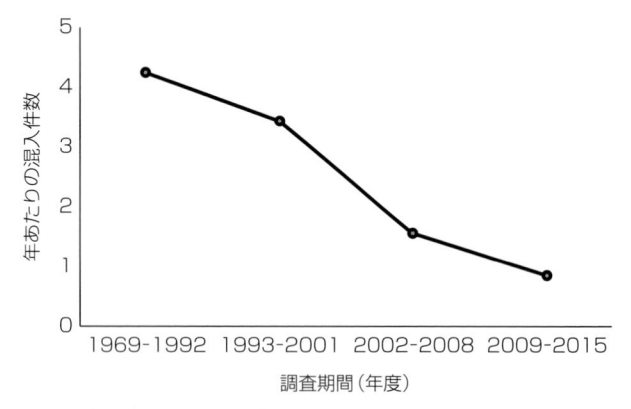

図3.12　横浜市における加工食品へのノシメマダラメイガ混入件数の変遷
（横浜市衛生研究所調べ）

た結果，総計 30 戸以上で例外なく捕獲されている．上記の調査結果から，屋外
では 1994 年と変わらず本種が存在することは明らかで，屋内への侵入はつねに
起こりうる．

　一方，屋内ではどうだろうか．著者らは，2016，2017 年に屋外とともに屋内
でも 15 戸を対象にトラップ調査をしたところ，屋内で捕獲されたのは 3 戸でい
ずれも，屋外と比べ明らかに少数であった（宮ノ下・佐野，2017，2018）．これ
らの事例では屋内の発生源は確認できず，屋外からの侵入と考えられた．この結
果は，約 8 割の屋内で捕獲が確認された 1994 年の調査と大きく異なっていた．
調査時期が異なることを考慮しても，屋内での発生は減少傾向にあると思われ
た．

　屋内発生の減少の理由には，加工食品に対する本種の混入対策が進み，混入頻
度が減少した結果，屋内での捕獲率も低下した可能性がある．そこで，本種の加
工食品への混入頻度の変遷について，横浜市における 1969〜2015 年度の昆虫混
入事例件数（横浜市衛生研究所調べ）を図 3.12 に示す．年あたりの本種混入件
数は 24 年間の間に徐々に減少してきた（宮ノ下・佐野，2017）．これは公的機関
に同定依頼された件数であり，実際の混入件数よりも過小評価されたものだが，
本種の混入頻度は近年減少傾向にあるという推測を支持している．

　また，屋内発生の減少には，近年の一般住宅の密封性が向上したことで，屋外
からの本種の侵入頻度が低下したことが関係しているかもしれない．著者らの
2016，2017 年の調査でも，戸建住宅での捕獲頻度は，密封性の高い集合住宅

（マンションなど）よりも高い傾向が示された.

　上述した最近の調査の結果から，本種アレルゲンへの曝露を考えると，屋内ではこの20年くらいで減少してきたと考えられるが，一般住宅地の屋外には本種が多数生息している．日本人の本種アレルゲンに対する状況は，今後の免疫学的研究によって明らかになることが期待される．

　③誤食による健康被害　食品への昆虫混入では，混入した昆虫を誤食した場合の健康被害を問われることがある．想定される被害には，ダニの経口摂食によるパンケーキシンドロームのような昆虫アレルゲンによるアレルギー症状がある．本種は乾燥食品に混入する害虫として頻度が高く，生きた幼虫がしばしば発見される．過去にノシメマダラメイガの誤食による健康被害の記録はないが，上述したアレルゲンが報告されており，ダニや甲殻類アレルギーの方は注意が必要である．

3.8.2　スジコナマダラメイガ

　学　名　*Ephestia kuehniella* ZELLER
　英　名　Mediterranean flour moth

　形態・生態　日本全土に分布するが，四国，九州の夏季高温地域では高温による不妊化が起こり，定着していない．成虫の開張は15〜24 mm，前翅は灰色で基部1/3ほどに黒いジグザグ状の帯模様がある．幼虫は乳白色で，成長すると約17 mmになる．乾燥に対する耐性が強く，トウモロコシ粉，小麦粉，ふすまで発育し，製粉工場や飼料工場に発生する．乾燥果実やナッツでは発育しない．屋外ではハチの巣から発見された報告がある．幼虫が発育を完了できる温度の範囲は12〜28℃である．

　アレルゲン性　スジコナマダラメイガに含まれる複数のタンパク質は，パン職人の鼻炎の原因になりうるアレルゲンと考えられている．欧州の1名のパン職人の血清解析により複数のタンパク質（分子量22，35，43，53，65，77，86 kDa）が患者のIgE抗体と反応するアレルゲンとして同定されている（Mäkinen-Kiljume *et al.*, 2001）.

　ノシメマダラメイガと比較すると，一般住宅の屋内外での発生頻度は非常に低いことが，平尾（1996）や著者らの調査から明らかになっている．そのため，一般消費者に対するアレルゲンとして重要性は低いと思われるが，穀物粉体を扱う職種では注意が必要である．　　　　　　　　　　　　　〔宮ノ下明大〕

3.9　トビケラ類

分　類　トビケラ目（毛翅目）Trichoptera
英　名　caddisfly
　形態・生態　トビケラ類とはトビケラ目に属する昆虫の総称で，日本産トビケラ目は29科111属548種が記録されている．

　成虫は体長1.5〜40 mmで，一見ガ類に似ているが，ガ類の翅は鱗粉でおおわれていることに対して，トビケラ類の翅は小毛でおおわれており，これが学名の由来となっている．ほとんどの成虫は，チョウ目とは異なりほとんど餌を摂取しないため，成虫期間は数日から数週間程度である．成虫は水辺から遠く離れることは少ない．

　幼虫は河川の源流から下流までの流水域，池沼や湖などの止水域といった淡水域に広く生息する．河川では，カゲロウ目幼虫やハエ目ユスリカ科幼虫とともにもっとも種数や個体数の卓越する水生昆虫となることが多い．トビケラ目幼虫は魚類をはじめとする捕食性の水生動物にとって重要な餌となる．また，羽化した成虫は，鳥類，クモ類，コウモリ類，両生類など河畔にすむ陸上動物の餌になり，動物の行動，成長，個体数に影響する．トビケラ類は河川や湖沼の水質汚濁の生物指標として重要なグループで，大部分の種類は汚濁の少ない水域に生息する．しかし，シマトビケラ類の一部には有機汚濁の多少進んだ水域で大発生する種もある．

　トビケラ類はしばしば害虫となる．戦前から戦後にかけて，水力が発電の主体を占めていたころには，発電害虫としてトビケラ類，とくにシマトビケラ類の幼虫が注目されており，防除対策のためにいくつかの研究が行われていた．水力発電の比率が下がったため注目されることが少なくなったが，現在でもトビケラ類によって10%程度の出力低下があることが報告されている．中流から下流に生息するコガタシマトビケラ *Cheumatopsyche brevilineata*（IWATA, 1927）やオオシマトビケラ *Macrostemum radiatum*（MCLACHLAN, 1872）などは，大量発生した成虫が人家に飛来して不快害虫となる．大量に発生した成虫は街灯などに飛来して視界不良，スリップによる交通事故，堆積した死体が悪臭などを引き起こす．京都府宇治川ではトビケラ類，とくにシマトビケラ類が毎年大量発生して問題となっている．

アレルゲン性 昆虫によるアレルギーの中で，トビケラ類による鼻炎と気管支喘息は古典的なもので，1929 年に Parlato がはじめて報告している．当時アメリカのエリー湖にトビケラが大量発生していた．トビケラと喘息発作との因果関係が明らかに存在し，皮内反応，誘発反応，P-K 反応，減感作による治療効果から，トビケラによるアレルギーと診断された症例である．この報告以降，トビケラアレルゲンの研究が盛んに行われた．

Osgood（1957）は患者を居住地域により 3 群に分け，河川に近いほど陽性率が高く，離れるにしたがって低くなると報告した．このことは，トビケラ目が水生昆虫であり，発生源が河川であることから十分に理解できる．

Kraut *et al.*（1994）は水力発電所の労働者を対象に調査し，調査に参加した 28 人中の約 50％が作業に関連する眼炎，鼻炎，副鼻腔炎，および呼気性喘鳴と報告した．さらに，トビケラの曝露が多い場所での作業は，作業上の症状と有意に関連することも明らかにした．

3.9.1 オオシマトビケラ

学　名 *Macrostemum radiatum*（MCLACHLAN, 1872）

分　類 シマトビケラ科 Hydropsychidae，オオシマトビケラ属 *Macrostemum*（口絵 8D）

形態・生態 日本産オオシマトビケラ属は 2 種．オオシマトビケラは本州，四国，九州，オキナワホシシマトビケラ *M. okinawanum*（MATSUMURA, 1931）は琉球列島に分布する．オオシマトビケラは西日本の河川，中でも平地流に多い．東北地方まで分布するが，南関東ではまれである．

オオシマトビケラ成虫の体長は 15～18 mm．比較的大型のトビケラで，体色は黒褐色で，触角は長く，前翅の約 2 倍に達する．前翅は，光沢のある淡黄色の地に，はっきりした黒の縞模様がある．成虫は灯火にもよく飛来し，琵琶湖から流出する京都府宇治川において，成虫は 5 月から 10 月まで出現し，不快害虫として問題になっている．幼虫の体長 20 mm．体色は赤褐色で，頭部は背腹面ともに扁平で，背面には隆起線が強く発達する．前～後胸の背面は広くキチン板でおおわれ，腹部の各環節腹面には樹枝状の気管鰓が発達する．尾肢の基部には長毛束がある．幼虫は大規模な河川の中下流の砂礫底に独特の煙突型の巣を作る．捕獲網のメッシュは非常に細かく，プランクトンなど微細な流下物をろ過摂食する．

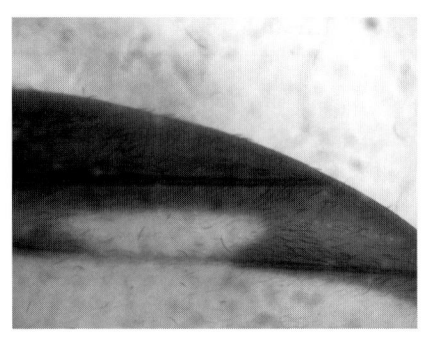

図3.13 オオシマトビケラ翅毛

アレルゲン性 木野・大島（1978）による日本初のトビケラアレルゲンの調査は，1975年に京都府の宇治川流域に大量発生したオオシマトビケラが用いられた．トビケラの主要抗原は虫体よりも羽（図3.13と口絵8E）に存在し，トビケラ羽アレルゲンに対し63％の患者が皮内反応陽性であり，そのうち60％にIgE抗体を検出した．トビケラ羽アレルゲンに対するIgE抗体をもつ患者の大部分は，ガまたはチョウに対するIgE抗体をもっていたが，その発作の季節はガまたはチョウIgE抗体のみをもつ患者の発作の季節と異なり，少なくとも4〜5月の発作はトビケラによるものと推察され，これはトビケラの発生時期とほぼ一致する．

3.10 カゲロウ類

分 類 カゲロウ目（蜉蝣目）Ephemeroptera
英 名 mayfly
形態・生態 カゲロウ類とはカゲロウ目に属する昆虫の総称で，日本産カゲロウ類は13科40属151種が記録されている．

カゲロウ類は有翅昆虫類に属し，きわめて古い時代から地球上に出現した原始的な昆虫類の一群である．すべてのカゲロウ類は，幼虫を水中で過ごし成虫は陸上生活を送る．カゲロウ類は不完全変態であるが，亜成虫という独特の発育段階をもつ．亜成虫は成虫に似た姿をしており空中を飛ぶことができる．亜成虫は，羽化後1〜数日後に脱皮して成虫になるとすぐに繁殖行動を行う．ただし，オオシロカゲロウの雌のようにごく一部の種では，亜成虫のままで交尾・産卵し一生を終えるものもある．これらの種では，羽化してから交尾や産卵を終えて死ぬま

恐縮ですが
切手を貼付
して下さい

1 6 2 - 8 7 0 7

東京都新宿区新小川町6-29

株式会社 朝倉書店

愛読者カード係 行

●本書をご購入ありがとうございます。今後の出版企画・編集案内などに活用させ
ていただきますので,本書のご感想また小社出版物へのご意見などご記入下さい。

フリガナ お名前		男・女　年齢　　　歳
ご自宅　〒　　　　　　　　　　電話		
E-mailアドレス		
ご勤務先 学 校 名		（所属部署・学部）
同上所在地		
ご所属の学会・協会名		
ご購読 新聞	・朝日　・毎日　・読売 ・日経　・その他（　　　　　）	ご購読 雑誌（　　　　　　　　）

本書を何によりお知りになりましたか

1. 広告をみて（新聞・雑誌名　　　　　　　　　　　）
2. 弊社のご案内
　（●図書目録●内容見本●宣伝はがき●E-mail●インターネット●他）
3. 書評・紹介記事（　　　　　　　　　　　　　　　　）
4. 知人の紹介
5. 書店でみて　　　　6. その他（　　　　　　　　　）

書名『　　　　　　　　　　　　　　　　　　　　　　　　　』

お買い求めの書店名（　　　　　　　市・区　　　　　　書店）
　　　　　　　　　　　　　　　　町・村

本書についてのご意見・ご感想

今後希望される企画・出版テーマについて

・図書目録の送付を希望されますか？
　　　　　・図書目録を希望する
　　　→ご送付先　・ご自宅　・勤務先

・E-mailでの新刊ご案内を希望されますか？
　　　　　・希望する　・希望しない　・登録済み

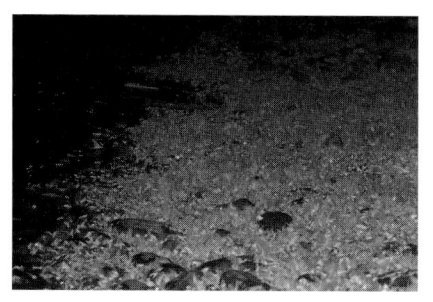

図3.14 オオシロカゲロウの大量発生（韓国. 撮影：関根一希博士（立正大学））

で数時間の寿命である. Ephemeroptera はギリシア語 ephemeron の原意「一日しか生きない，短命の」に由来する.

　幼虫は河川の底生動物の中でしばしば優占種になる. このため，魚類をはじめとする捕食性の水生動物にとって重要な餌となることが知られている. また，羽化した成虫は魚のみならずトンボや鳥にとっても重要な餌資源となっている. カゲロウが羽化することは，水中生態系の有機物を陸上生態系へ移出することを意味しており，河川の水質浄化にも一役かっている. 一方，成虫が大発生（図3.14と口絵9A）すると街灯などに飛来して視界不良，スリップによる交通事故，堆積した死体が悪臭などを引き起こす.

　アレルゲン性　昆虫によるアレルギーの中で，カゲロウ類による気管支喘息はもっとも古典的なもので，1913 年に Wilson がはじめて報告している（Figley が1929 年に報告したものがはじめてとするものがあるが誤りである）. この報告では，カゲロウの攻撃が6〜7月の間にあり，カゲロウの群飛に遭遇する夕方の運転中に発症した. 患者は回復するのに約2日を要した. Wilson は，カゲロウがアレルゲンであることを証明するために確認試験でカゲロウの単純な生理食塩水抽出物を作った. 同じ夏の間に，ニューヨークのバッファローでも同様の症例が報告された. Parlato（1938）は，ニューヨーク州バッファローで 500 人を超える季節性アレルギー患者を対象に臨床試験を実施した. そのうちの 3.2%が，カゲロウ抽出物に陽性であったことを報告した. Figley（1940）は，ミシシッピ川沿いの発電所の多くの労働者がしばしばカゲロウに敏感になり，鼻炎や喘息を発症すると記している.

3.10.1 オオシロカゲロウ

学　名 *Ephoron shigae*（TAKAHASHI, 1924）

分　類 シロイロカゲロウ科 Polymitarcydae，シロイロカゲロウ属 *Ephoron*

形態・生態 日本産シロイロカゲロウ科はシロイロカゲロウ属のみ．日本産3種で，オオシロカゲロウは，本州，四国，九州に普通に見られる種で，国外には韓国，極東ロシアに分布する．アカツキシロカゲロウ *E. eophilum* ISHIWATA, 1996 およびビワコシロカゲロウ *E. limnobium* ISHIWATA, 1996 はいずれも分布が局限される．

オオシロカゲロウ成虫の体長は約 15 mm，尾の長さ（雄成虫）約 35 mm．雄成虫は半透明の翅に白色の翅脈をもつこと，腹部背板の模様が明瞭であることにより，同属他種と区別できる．

オオシロカゲロウは 8～9 月の夕方から夜半にかけて羽化し，その後数時間のうちに交尾産卵し一生を終える．雄は亜成虫から成虫に脱皮するが，雌は亜成虫のままで一生を終える．羽化の同調性はきわめて強く，また，強い走光性をもつことから，夕暮れ時に橋上の街灯に群飛するなど人目につきやすい．年1世代．

初秋（9 月上～中旬）に産下された卵は，ただちに胚発生を開始し，胚発生の最終ステージまで発生が進んだ状態で卵休眠し，翌年春季の水温上昇を受けて孵化する．オオシロカゲロウは国内広域の河川中・下流域に生息し，幼虫は河床の砂礫に潜って生活する．

オオシロカゲロウの個体群の中には，雌雄がほぼ同比で見られる個体群（両性個体群）や，ほとんどが雌からなる個体群（偏雌性個体群），雄がまったく認められない個体群（全雌性個体群）が存在する「地理的単為生殖種」である．雌性個体群は単為生殖によって個体群が維持されている．オオシロカゲロウの地理的単為生殖には，両性個体群と雌性個体群とが，モザイク的に分布しており，すぐ近隣の河川間においても両タイプの個体群が見られる場合もある．

アレルゲン性 海外ではカゲロウ類がアレルゲンになることはよく知られているが，日本では十分に検討されておらず，本種の評価は今後の課題である．

〔木村悟朗〕

コラムB 水生昆虫の分散能力

水生昆虫は，生活史の一部あるいは全部を水中で過ごす昆虫たちの総称で，本書で掲載されているユスリカ類，トビケラ類，カゲロウ類はいずれも水生昆虫である．これらはいずれもアレルゲンになることから，これら成虫の分散（飛翔）能力を知ることは曝露範囲を把握するために重要である．昆虫類の分散能力を明らかにするためには記号放逐法がよく知られるが，国内では大型トビケラ類でわずかに知られるのみである．本書に掲載されている水生昆虫類で記号放逐法が困難な理由としては成虫期間が短いこと，飼育が難しいこと，微小であることなどが考えられる．一方，幼虫生息地の特徴を把握して，成虫の分散能力が推定されることがある．ここでは，ユスリカ類とトビケラ類を対象に，いずれも諏訪湖で行われた研究を紹介する．

平林（1991）は，湖岸から内陸2kmの範囲に8台のライトトラップを設置して，諏訪湖から発生するアカムシユスリカの飛翔距離を調査した．アカムシユスリカは富栄養湖の指標種であり，諏訪湖から発生する．アカムシユスリカ成虫の捕獲数は湖岸から離れるにしたがって減少するが，統計的解析から飛翔距離は最大で約3kmに達すると推定された．

Kimura and Hirabayashi（2008）は湖岸に8台のライトトラップを設置して，諏訪湖流出部から発生するコガタシマトビケラの飛翔距離を調査した．一般的に造網型トビケラ類（コガタシマトビケラは造網型トビケラ）は湖流出部に大量発生することがよく知られ，本種幼虫は流入部を含む湖沿岸で発見されたことはなかった．コガタシマトビケラ成虫の捕獲数は流出部から離れるにしたがって減少するが，統計的解析から少なくとも飛翔距離は5.3kmに達すると推定された．国外では河川から内陸への分散を調査し，同じくシマトビケラ類で5km程度の分散能力があることが報告されている．

これらの研究は水生昆虫の分散能力を推定した数少ない研究である．いずれの結果も，水生昆虫アレルゲンのリスクは幼虫の生息地に近いほど高いものの，水際から数km離れていても成虫に曝される可能性があることを示している．

〔木村悟朗〕

3.11　屋外侵入性ダニ類（胸板ダニ上目）

3.11.1　カベアナタカラダニ

学　名　*Balaustium murorum*（HERMANN, 1804）

英　名　red mite, red velvet mite

分　類　アナタカラダニ属 *Balaustium*（胸板ダニ上目 Acariformes，ケダニ目 Trombidiformes，ケダニ亜目 Prostigmata，オオケダニ団 Parasitengonina，タカラダニ上科 Erythraeoidea，タカラダニ科 Erythraeidae）

　アナタカラダニ属 *Balaustium* のダニは，タカラダニ科 Erythraeidae に所属する．属名の「アナ」は眼の後（前体部後端）にウルヌラ（urnula）という穴をもつためである（図3.15）．

　カベアナタカラダニ *B. murorum*（*murorum*：壁）はヨーロッパで記載された種で，ドイツ・ゲルリッツの標本に基づいて Mąkol（2010）によって再記載され，現在のところ基本的な分布域は旧北区の西部領域とされている．

　以前は，コンクリートの表面の赤いダニも海岸の岩の上で発生する赤いダニと同様にハマベアナタカラダニとよばれていたが，芝（2001）が，幼虫標本と日本全国の標本に基づいて，コンクリートの表面の赤いダニを，カベアナタカラダニ *B. murorum* とし，海岸のものにハマベアナタカラダニという和名をあてたが，学名は付けられていない．少なくとも5種が日本には産するとしている．

　本種が，1980年以降，急速に日本で苦情が増えたことから，ヨーロッパからの移入種ではないかという仮説に基づいて，ヨーロッパの標本と COI 遺伝子の

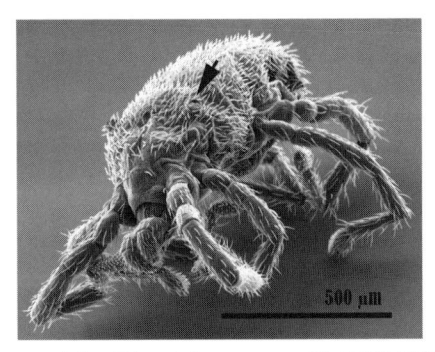

図3.15　カベアナタカラダニ．矢印：属名の由来のウルヌラ（走査型電子顕微鏡像，原図：島野智之）

塩基配列を比較したところ完全に一致した（Hiruta *et al.*, 2018）．その後，遺伝情報に基づいて，カベアナタカラダニ種群（仮称）とハマベアナタカラダニ種群（仮称）には，あわせて，少なくとも7系統の別種とすべき隠蔽種が存在することが示唆された（未発表）．また，国内170を超える地点から採集したカベアナタカラダニについて，MIG-seq法により遺伝構造の解析を行ったところ，日本固有の遺伝集団が見出され，ヨーロッパからの移入仮説は否定される可能性が大きい（未発表）．

　生　態　本属のダニは，ほかのタカラダニ科のダニとは生活史が大きく異なり，幼虫のときには昆虫寄生をせず，幼虫も花粉などを主要な餌資源としている．若虫になると場当たり的にほかの昆虫などもタンパク質の餌資源として摂食することがある（Yoder *et al.* 2012；高倉・高津，2008）．

　日本では，北海道から沖縄までの広い範囲で，体長1mm前後の比較的大型の全身が赤〜赤橙色のダニが，ビルの屋上や住宅のベランダなどコンクリート表面で大量発生する．関東地方では4月下旬から6月にかけて見られる（口絵9B）．

　カベアナタカラダニは，真っ赤な体色から主婦層に気味悪がられ，1980年ごろから不快害虫として駆除対象にされている．製薬会社・化粧品生産工場などでは製品への混入，病院などでは窓からの侵入による苦情が多く，苦情による実害が生じている．

　本ダニが発生するビルでは，土壌で発生しビル壁面を登るというよりも，むしろ建物屋上で発生していると考えたほうがよい．屋上などの壁面で，ほかの昆虫などに摂食されない狭い壁の間隙・割れ目がカベアナタカラダニの主要な産卵場所である（伊藤・白坂，1995；大野ほか，2015）．したがって，駆除のためには床面ではなく，壁面の割れ目を駆除対象としなければならない．

　アレルゲン性　日本では，Ido *et al.*（2004）によって，病室内に侵入したカベアナタカラダニが，入院患者の皮膚に炎症を引き起こしたことが報告された．しかし，大野ほか（2011）によれば，生きたダニは痒みを起こしたり，皮疹を起こしたりするなどの原因にはならないが，潰したダニの24時間接触は被験者に赤い皮疹を生じさせたことから，ダニ体液の長期接触による皮膚障害発生の可能性が指摘されている．　　　　　　　　　　　　　　　　　　　　　〔島野智之〕

3.11.2　ハダニ科 Tetranychidae

　形態・生態　ハダニ科の雌成虫の胴体は長円形で0.6〜0.8mm，雄成虫は逆

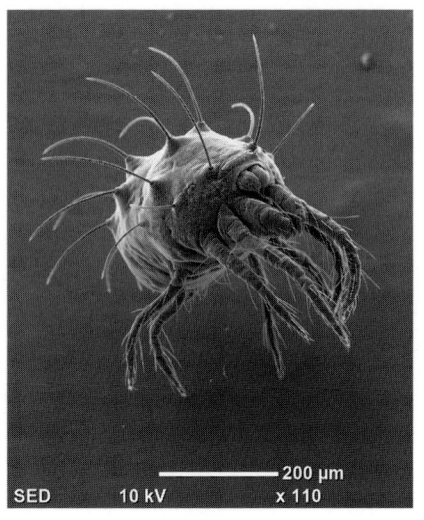

図3.16　ミカンハダニ雌成虫（原図：島野智之）

三角形で0.4〜0.5 mm である．ダニの毛には，アクチノピリンというタンパク質を含んでいて光学的に複屈折するⅠ型（感覚毛，ソレニジオン）と，アクチノピリンを含まずに単屈折するⅡ型（通常毛）がある．本科はケダニ亜目に属し，両型の毛をもつ．本科には，約1,100種の寄主植物が報告されているナミハダニ *Tetranychus urticae*（黄緑型と赤色型）をはじめ，カンザワハダニ *T. kanzawai*，リンゴハダニ *Panonychus ulmi*，ミカンハダニ *P. citri*（図3.16）など，世界的に重要な害虫種が多く存在する．また，ほぼ全種が吐糸するため，英語でspider mite とよばれている．ハダニ各種による吐糸の量や吐糸による構造物が多様・独特であり，寄生種の目安にもなる．室内に侵入して，観葉植物や花木の鉢植物に寄生する可能性があるハダニは，ナミハダニ，カンザワハダニ，ミカンハダニの3種であろう（江原・後藤，2009）．

　アレルゲン性　ハダニ科のダニによるⅠ型アレルギー疾患は，いずれも職業に関係していて農業従事者と果樹園の近くに居住する子供に関する症例に限られている．最初のアレルギー症例は，フランスのリンゴ栽培者における呼吸器系機能障害（喘息），目の痒み，皮膚炎であり，リンゴハダニが原因である．この例では，皮膚テストの結果と，ハダニが多発する時期と喘息の発症時期が一致したことから，リンゴハダニがこれらの症状のアレルゲンであるとされた（Michel *et al.*, 1977）．

　その後，同じフランスのブドウ栽培者に見られた花粉症に似た症状が，マクダニエルハダニ *Tetranychus macdanieli* によることが報告されている（Carbonnelle *et al.,* 1986）．この症例では，花粉やカビに対してはアレルギー症状が見られず，ハダニを用いた皮膚テストで陽性を示したことと，ハダニの多発時に症状が出たことから，本種をアレルゲンとしている．

　日本でもユズ栽培者がミカンハダニでアレルギー症状（鼻炎，気管支炎，目の痒み，皮膚炎）を発症したことが報告されている（Ashida *et al.,* 1995）．皮内反応では 12 名中 10 名がミカンハダニに対して陽性であり，RAST では 7 名が陽性反応を示した．さらに RAST で陽性反応を示した患者の血清による ELISA inhibition テストでは，ミカンハダニで強く抑制される患者のいることがわかり，12 名中 7 名がミカンハダニをアレルゲンとしていることがわかった．

　韓国からは，1999〜2002 年に同じ著者らによってハダニのアレルギー症例（喘息，鼻炎）の報告が出されている．ミカン栽培者とミカン園の近くに居住する子供について，プリックテストと血清特異的 IgE 抗体への反応，ELISA inhibition テストによって，ミカンハダニがアレルゲンであることを特定している（Kim *et al.,* 1999b；2001；2002）．また同様にリンゴ栽培者を対象とした調査では，皮膚のプリックテストでリンゴハダニに 23.2%（*n*＝465 名），ナミハダニに 16.6% が陽性反応を示した．このうち，喘息症状が見られた 117 名の皮膚テストでは，リンゴハダニで 40.4%，ナミハダニで 27.0% が陽性反応を示したことから，これらのハダニがアレルゲンである（Kim *et al.,* 1999a）．

　そのほか，ミカンハダニによるカンキツ栽培従事者（スペイン）のアレルギー，ナミハダニ（黄緑型と赤色型）による温室における野菜（葉物）栽培者（フィンランド，イタリア）やカーネーション栽培者（スペイン），そして露地の生食ブドウ栽培者（オーストラリア）のアレルギーが知られている（Navarro *et al.,* 2001；Jeebhay *et al.,* 2007）．

　ハダニや後述するヒメハダニは非常に小さく，肉眼で発生を確認することは不可能であるため，観葉植物などが落葉したり，枯れるほど大発生してから気づくことがほとんどである．とくに，高層マンションでは窓を開放した際に空気中を浮遊しているハダニが侵入して，屋内の観葉植物などに定着する例がしばしば見られる．住人はハダニの発生に気づくことがなく，落葉してしまった後に，鉢ごと廃棄している．このような状況下では，ハダニによってアレルギー症状が現れる可能性を否定できない．ハダニをアレルゲンとして試験することは一般的には

行われていないため，発症の真の原因が見過ごされている可能性がある．というのは，ハダニでアレルギーを発症している人の場合，プリックテストでほかのアレルゲン（ヒョウヒダニ類，ゴキブリ類など）にも1〜2つ程度の陽性反応を示す例が多く見られるからである．

3.11.3　ヒメハダニ科 Tenuipalpidae

形態・生態　ヒメハダニ科の体長は0.2〜0.4 mm，体が上下に扁平で，ほとんどの種の寄主範囲は狭いので，寄生している植物で種の見当がつく．吐糸をしないことから，英語で false spider mite，または体型に基づいて flat mite とよばれている．本科もケダニ亜目に属している．室内に発生する可能性のある種は，いずれも鉢物として室内に持ち込まれるシンビジウムやデンドロビウムに寄生するオンシツヒメハダニ *Brevipalpus californicus*（図3.17），サボテンに寄生するサボテンヒメハダニ *B. russulus*，洋ランに寄生するランヒメハダニ *Tenuipalpus pacificus* の3種であろう．いずれの種も体色が赤色で，動きは緩慢である．

アレルゲン性　現在まで，本科のダニによるアレルギー症例の報告はない．

〔後藤哲雄〕

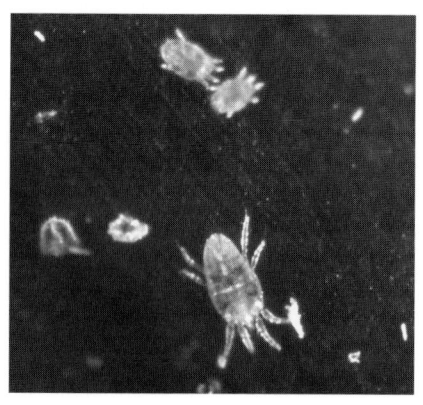

図3.17　オンシツヒメハダニ雌成虫（原図：後藤哲雄）

コラム C　ペットローチ

ゴキブリはいつの時代も嫌われ者である．目の前に現れるとほとんどの人が悲鳴を上げ，その場から逃げるか，殺虫剤を持ち出し駆除するのがゴキブリに対する一般的な対応だろう．数年前の出来事であるが，ある若いカップルが住む室内にゴキブリが出て，警察が処置した事件があった．私的には非常にショッキングなニュースであった．そんな嫌われ者のゴキブリではあるが，国によってはシナゴキブリ *Eupolyphaga sinensis* などが昔から漢方薬として用いられている．また丈夫で繁殖力が高いので，さまざまな研究所で飼育され，殺虫剤の開発や生物全般の生理研究の実験材料として，人間社会に大変役に立っている昆虫なのである．

近年，さらなる利用方法（？）として「ペットローチ」という言葉が使われるようになってきた．意味は言葉のとおりペットのゴキブリ．いわゆるゴキブリを「愛玩動物」として飼育することで，一部の若者や女性の間でもひそかなブームとなっている．

海外では古くからペットとして飼育され，日本でいうカブトムシ・クワガタムシのように飼育・繁殖・販売が行われている．とくに欧米では大型のヤスデ・サソリ・クモ（タランチュラ）といった恐怖映画でお馴染みの害虫類がペットとして飼育され，それの延長としてゴキブリも愛玩の対象とされてきたようだ．ペットローチのバイブル的な本 Allpet Roaches（Willis *et al.*, 2000）の表紙には大型のゴキブリを手に乗せ，笑っている女の子の写真が掲載されており印象的である．

日本では 2000 年ごろより，外国産のオオトカゲ・ヒョウモントカゲモドキといった昆虫食のペット爬虫類や，アロワナなどの高級観賞魚の飼育がブームになった．それらの生き餌として海外の大型ゴキブリが輸入されると，餌としてではなく，ペットとして飼育するペットローチとしての文化が日本に広がったと考えられる．

現在，日本国内で流通している国外種は，2010 年に調べたときは 36 属 60 種であったが，最近の販売種を見ると，10 種程度増えているように思われる．マニアの間ではクロゴキブリやワモンゴキブリなど今まで害虫として扱われていた種までもが，ペットとして取引されている．最近の傾向として，外国の大型種は飽きられたのか，日本に生息する野外の種がひそかなブームになっており，高額な価格で取引されている．

ではペットローチとはおもにどのようなゴキブリを指すのか？

現在流通している種から判断すると，以下の特徴をもった種がペットとなる素質があるようである．

・体長が大きい…10 cm を超える種もある．

・翅がない…翅が退化し，見た目がゴキブリらしくない．

・動きが遅い…素早く逃げ隠れすることなく，のそのそカブトムシのように動く．

・変わった形をしている…角のような突起があったり，キリギリスのように体高が高く，クロゴキブリのような扁平な形をしていない．

・色がきれい…テントウムシに擬態したり，体色が緑や黄色であったりとカラフル．

・希少種…あまり流通していない種．

その中でもとくにペットローチとして有名なゴキブリは以下の種．

1）マダガスカルゴキブリ（別称：フルーツゴキブリ，マダゴキ，ヒッシングコックローチ）

マダガスカルゴキブリという和名は，現状では1種類のゴキブリを指すのではなく，マダガスカル島に生息するゴキブリの中で，翅がなく刺激すると腹部側面の気門より「シューシュー」と音を発生させるゴキブリ類の総称としてよばれている．

現在流通している種は以下の4属9種が知られている．

Ⅰ．Family Blaberidae

　1．Genus *Aeluropoda* BUTLER, 1882

　　① *Aeluropoda insignis* BUTLER, 1882（図 C. 1）

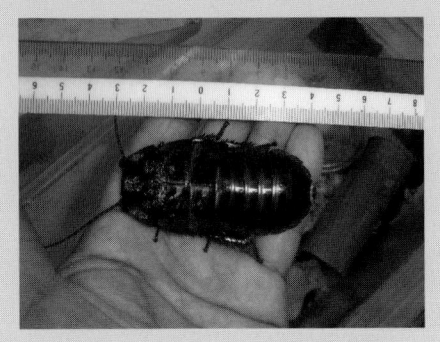

図C.1　マダガスカルゴキブリの一種

　2．Genus *Elliptorhina* VAN HERREWEGE 1973

　　① *Elliptorhina chopardi*（LEFEUVRE, 1966）

　　② *Elliptorhina davidi* VAN HERREWEGE, 1973

　　③ *Elliptorhina javanica*（HANITSCH, 1930）

　　④ *Elliptorhina laevigata*（SAUSSURE & ZEHNTNER, 1895）

　3．Genus *Gromphadorhina* BRUNNER VON WATTENWYL, 1865

　　① *Gromphadorhina grandidier* KIRBY, 1904

　　② *Gromphadorhina oblongonota* VAN HERREWEGE, 1973

③ *Gromphadorhina portentosa*（SCHAUM, 1853）
4. Genus *Princisia* VAN HERREWEGE, 1973
① *Princisia vanwaerebeki* VAN HERREWEGE, 1973 （図 C. 2）

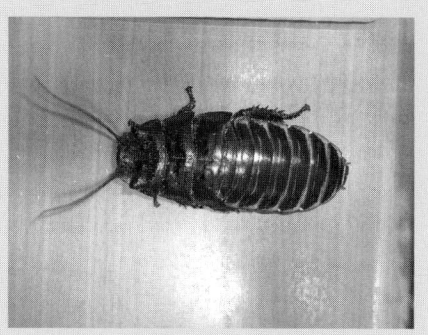

図C.2 マダガスカルゴキブリの一種

2）ヨロイモグラゴキブリ

Ⅰ. Family Blaberidae
1. Genus *Macropanesthia* SAUSSURE, 1895
① *Macropanesthia rhinoceros* SAUSSURE, 1895（図 C. 3）

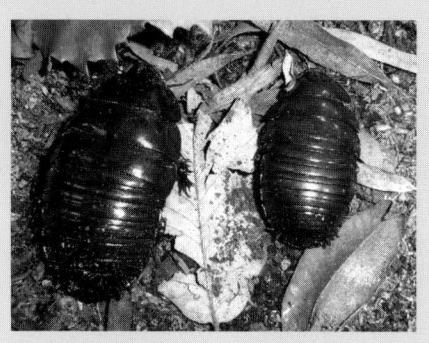

図C.3 ヨロイモグラゴキブリ

　オーストラリアに生息するゴキブリで，ゴキブリの中でもっとも重量がある種．
30 g を超える個体もいる．無翅で体長，体幅もあり，幼虫がある程度大きくなる
まで親とともに生活する．オーストラリアでは古くから飼育されており，ペットロ
ーチとしての地位を確立している．
　野生では地中に穴を掘って生活しており，前肢は穴を掘りやすくするため熊手の
ように変化している．コアラと同じユーカリの葉を好んで食べる．本属は本種も含
め 14 種知られているが，ペットとして知られているのは本種のみである．

　ペットローチとして扱われる種の大半は家住性ではなく，森林や草原などに生息する種である．しかし，野外種とはいえクロゴキブリと同様に食性は雑食であり，その多くは熱帯地方を原産としているため，繁殖力や成長が速いのが特徴である．増えすぎたり住宅の事情で飼えなくなっても，決して野外に放すなどはせず，適正に処理してもらいたい．これは，ゴキブリに限らず飼育している動物すべてに対してお願いしたい．　　　　　　　　　　　　　　　　　　　　　　〔小松謙之〕

第 4 章
建材・家具・額縁から発生する害虫

4.1 シ ロ ア リ 類

分　類　ゴキブリ目 Blattodea，シロアリ科 Termitidae

4.1.1　日本のおもなシロアリ

日本で建物に被害を与えるシロアリは，おもに次の2種類である．

　ミゾガシラシロアリ亜科 Thinotermitinae
　　①ヤマトシロアリ *Reticulitermes speratus*
　　②イエシロアリ *Coptotermes formosanus*

近年，日本で生息が確認され被害報告がある種として，次がある．

　レイビシロアリ科 Kalotermitidae
　　アメリカカンザイシロアリ *Incisitermes minor*

4.1.2　ヤマトシロアリ

　昭和40年代，建物のモルタル壁推進により，ヤマトシロアリ被害は激増した．現在は，建物のベタ基礎・ユニットバス・水洗トイレ・外壁のサイディングなどにより，ヤマトシロアリの被害は大幅に減少し，建物の雨漏り部などに被害が限定されるようになった．

分　布　北海道を除く日本全土

個体数　数万匹

職　蟻　体色は乳白色，体長 3.5～5 mm（図 4.1）

兵　蟻　頭部は円筒形で淡褐色，体長 3.5～6.0 mm（図 4.5）

羽アリ　体色は暗褐色，体長 4.5～7.5 mm，発生時期5月上旬の昼間（図 4.2）

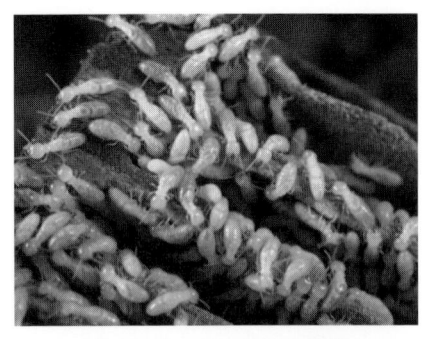

図4.1　ヤマトシロアリの職蟻

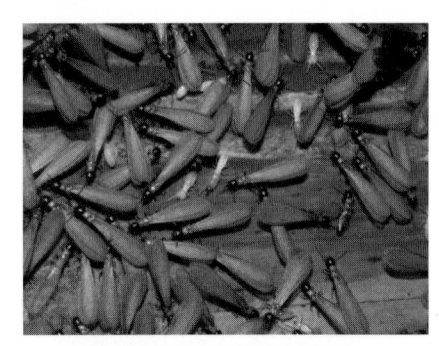

図4.2　ヤマトシロアリの羽アリ

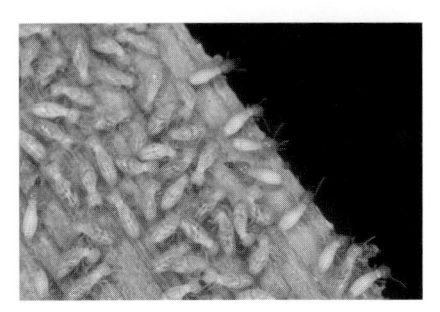

図4.3　イエシロアリの職蟻・兵蟻

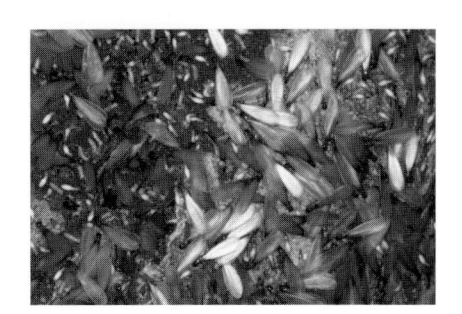

図4.4　イエシロアリの羽アリ

生息場所　雨漏りなど湿気を含んだ木材部
弱　点　乾燥に弱い

4.1.3　イエシロアリ

　イエシロアリは加害力が大きく，住宅の天井・小屋組まで被害が及ぶ．被害が発生すると，その修復費用は数十万円から数百万円に及ぶ．イエシロアリは，営巣から100m近く行動する．被害家屋に営巣があるとは限らない（図4.6）．イエシロアリの駆除は，営巣の壊滅が重要である．

　分　布　千葉県以西の海岸線に沿った温暖な地域と南西諸島，小笠原諸島
　個体数　数十万匹〜百万匹
　職　蟻　体色は乳白色，体長3.5〜5.2mm（図4.3）
　兵　蟻　頭部は卵型で淡褐色．体長3.8〜6.5mm（図4.5）
　羽アリ　体色は黄褐色，体長7.4〜9.7mm（図4.4），発生時期5月下旬〜7月

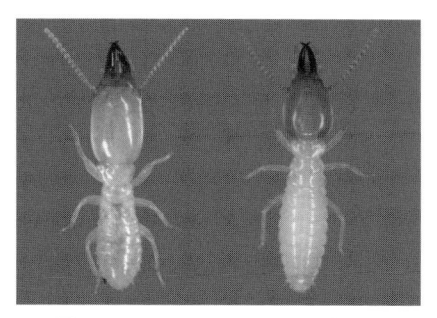

図4.5 ヤマトシロアリの兵蟻（左）と
　　　　イエシロアリの兵蟻（右）

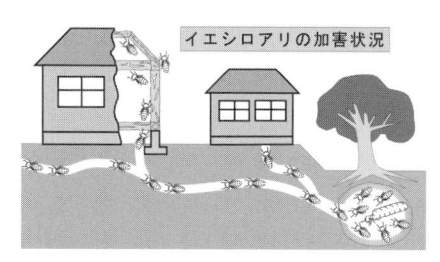

図4.6 イエシロアリの加害イメージ

上旬の夜間

　生殖場所　床組みから小屋組みまで

　特　徴　加害部・営巣に水を運ぶ

4.1.4　アメリカカンザイシロアリ

　アメリカカンザイシロアリは羽アリで体長6〜8 mm（口絵9C），兵蟻で9〜11 mm とイエシロアリなどより一回り大きく，乾燥に強く，水分の少ない木材でも生存する．ほかのシロアリと異なり，長径 0.95〜1.12 mm の砂粒状虫糞を排出する．建物内外で木粉を見つけ，粒形状から被害を確認できる（口絵9E，図4.7）．これまでは屋根裏などの乾燥木材に生息し，加害範囲確認が困難なことから，駆除は難しいとされてきた．しかし，虫糞直上の糞出し孔（口絵9D）を見つけ，糞出し孔から薬剤をゆっくり注入することで駆除が可能となった．薬剤を

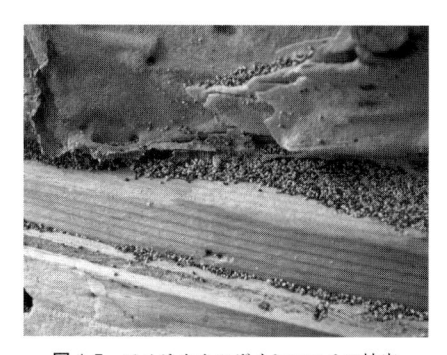

図4.7 アメリカカンザイシロアリの被害

ムースとし，薬剤注入チューブ内の静圧を利用し，糞出し孔より被害部に薬剤を注入する．駆除工事完了後，虫糞はすべて除去する．駆除後1年以内に点検を行い虫糞がないか確認を行う．虫糞の排出を見つけたら再度駆除を行う．駆除と点検を数回繰り返すことで被害は収束する．

4.1.5　シロアリ被害

　シロアリは風を嫌い，木材表面を一皮だけ残し食害する．木材表面を残し，内部を加害するため，被害に気づくのが遅れる（図4.8）．

　イエシロアリは，壁内部，小屋裏などに大きな営巣を構築する（図4.9）．雨漏り，水漏れなど湿潤な場所に羽アリが飛来し，営巣を構築する．営巣構築後，シロアリの数が増えると，雨漏りだけでは水が不足する．イエシロアリ職蟻は，床下地面の地下水など1年中水がある場所を見つけ，水を運ぶ．床下には水を運ぶ通路，丸い大きな土のトンネル（水取蟻道）が構築される（図4.10）．営巣が樹木など建物の外にあり，シロアリが床下から建物に侵入した場合の進入路，通

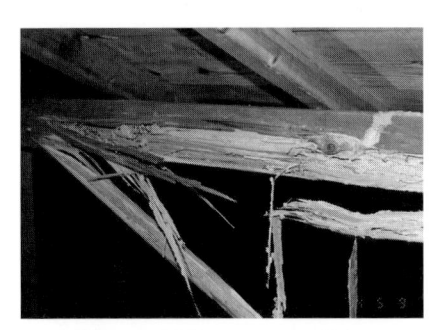

図4.8　小屋組みのシロアリ被害

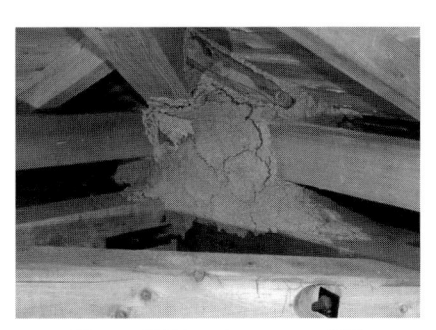

図4.9　屋根裏のイエシロアリ営巣

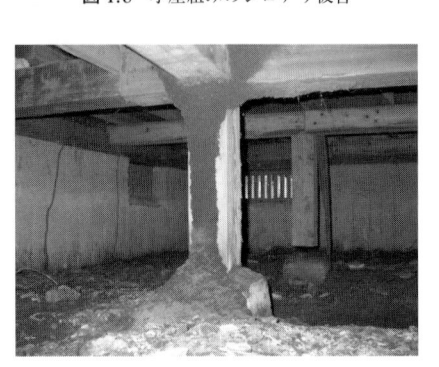

図4.10　床下の水取蟻道

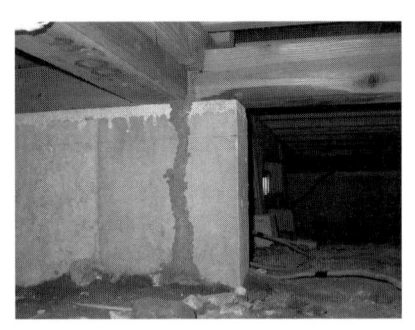

図4.11　床下地面から侵入した蟻道

常の床下蟻道とは形状が異なる（図4.11）.

4.1.6　羽アリ発生現場

図4.12, 4.13はイエシロアリの羽アリが発生したアパートの玄関における羽アリの死骸と，居間フローリングに羽アリが落とした羽である．イエシロアリの羽アリは1万匹から2万匹発生し，飛び終わると，1匹が4枚の羽を落とすので，羽が大量に発生する.

4.1.7　羽アリと営巣の菌糸

羽アリの体表にはフェロモンが付着しており，羽アリの死骸はカビが発生しやすい（図4.14）. 室内に飛来した羽アリの死骸は掃除機などで除去することを勧める. また，イエシロアリ営巣内は数十万匹のシロアリが活動しており，シロアリを駆除すると営巣内に死骸，カビが発生する（図4.15）. 駆除後，カビ臭，腐乱臭がするときは営巣の除去を勧める.

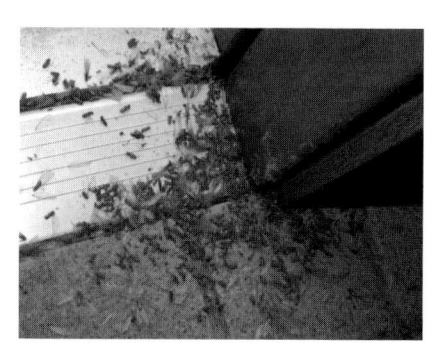

図4.12　羽アリの死骸

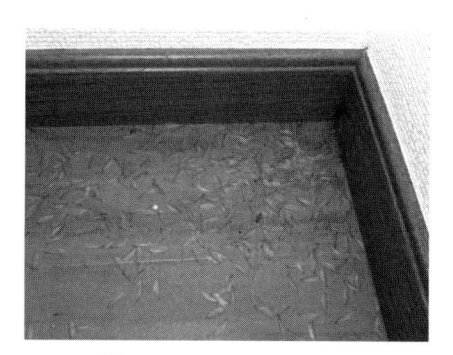

図4.13　羽アリが落とした羽

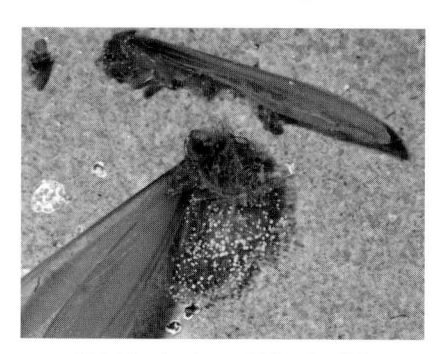

図4.14　イエシロアリ羽アリの菌糸

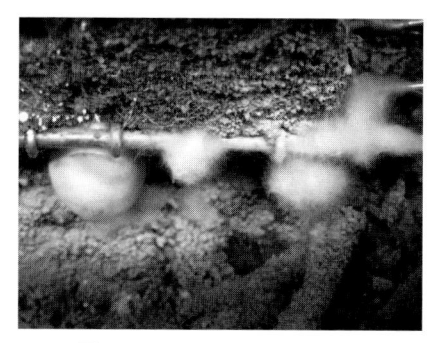

図4.15　イエシロアリ営巣の菌糸

4.1.8　シロアリとアレルゲン

1）**シロアリのアレルゲン性**　国内の大学・研究機関を訪れ，シロアリ飼育室を見る機会があるが，どこの飼育室もカビ臭が強く，カビアレルギーの方には，飼育室見学はお勧めできない．シロアリがアレルゲンを有するとの報告は聞かないが，シロアリは湿潤を好み，カビ発生を助長することから，建物内のアレルゲン対策として，シロアリ被害の早期発見，シロアリの早期駆除が望まれる．

シロアリは，数十万から百万匹の集団で活動している．風を嫌い，蟻道内（土のトンネル）・加害木材内を行動する．室内を露出徘徊することは少ない．したがって，人間がシロアリに触れることは少なく，シロアリに触れたことによるアレルギー発生の報告は聞かない．

人との接触が少ないシロアリであるが，羽アリ発生時期だけは異なる．数千から数万匹の羽アリが発生し，飛び立った室内には，羽アリ死骸と羽アリが落とした羽が部屋中に散乱する．羽アリは部屋の隙間などに入り込んでおり，掃除は困難を極める．また，羽アリ体表にはフェロモンが付着しており，死骸にはカビが発生しやすく，室内カビ発生の原因となる．大量に発生する羽アリの簡単な対応は，コラムDで述べる．

2）**シロアリ駆除剤による健康被害**　シロアリ駆除剤は，殺虫剤であり，有効成分は毒性を有している．新築住宅のシロアリ工事では，床下土壌・床下構造材へ薬剤処理を行う．室内内装材は処理しない．したがって居住者がシロアリ駆除剤に触れることはない．しかし，既築住宅のシロアリ工事では，床下改め口より床下に入り，薬剤を散布する．改め口は開口しており，シロアリ薬剤のミストだけでなく，薬剤散布により床下土壌のカビなどが舞い上がり，室内に流入する．シロアリ工事中は，床下改め口の部屋には近づかないことが好ましい．

昭和60年から平成元年代のシロアリ工事では，有機リン系薬剤が用いられた．有機リン系薬剤は蒸気圧が高く，不快臭がすることからシロアリ工事後の苦情が多く発生した．その後，シロアリ薬剤は揮発性の少ない，ピレスロイド系薬剤，ネオニコチノイド系薬剤に代わり，施工後の苦情は減少した．

平成元年から平成10年代に建築された高気密高断熱住宅では，床下の乾燥と暖房を兼ね，床下空気を室内に循環させる空調設備が一部住宅で採用された．床下を加熱するとシロアリ薬剤が蒸散し，室内に流入するため，床下空気室内循環タイプ住宅では床下シロアリ施工は行われていない．この空調タイプの床下に入ると，シロアリ薬剤は散布してないが，埃，カビが散乱している．このような環

境の床下空気を室内に循環させることは好ましくない．床下を定期的に清掃するか，床下と室内の空気循環を停止することが望ましい．平成 15 年以降の住宅は，建築基準法改正によるシックハウス対策規制により，居室と天井・床下の分離が求められ，床下空気室内循環タイプの空調設備は見られなくなった．

4.1.9 自分で行うシロアリ対策

1) 住宅環境を改善する

①住宅の改善 雨漏り，水漏れの早期修理．木材と土の接触を避ける（構造改善）．床下の清掃を行い，床下換気を妨げない．

②住宅周りの改善 建物の外側をすべて目視可能とする．できれば，建物沿いを歩行可能とする．建物に隣接して物を置かない（植木鉢など）．クーラー室外機の排水はパイプで側溝へ．

③生活の心得 玄関に水を撒かない．植木鉢は建物から離す．植木鉢は，半年に 1 回ずらしてみる．

2) 年 2 回家屋周辺の点検を行う

①畳の点検 畳の端がほぐれていたら，畳を持ち上げてみる（シロアリ被害の可能性大）．

②家の周囲点検 年 2 回家の周りを点検（5，8 月）．土のトンネル，土の塊が建物，木杭に付着してないか（付着した土を壊し，白い虫が出てきたらシロアリ）．

③庭木の点検 年 2 回庭木の根元周辺を点検（5，8 月）．土のトンネル，土の塊が樹木表面に付着してないか確認する（付着した土を壊し，白い虫が出てきたらシロアリ）．

3) 羽アリ飛来後に家屋周辺点検実施と駆除

①羽アリの飛来 羽アリが大量に飛来したら，家の周囲の点検を行う．できれば，隣近所一緒に点検を行う．

②シロアリ駆除 点検などでシロアリを見つけたら，信頼できる業者に相談する．イエシロアリ駆除はベイト工法などで営巣の壊滅を行う．　　　〔廣瀬博宣〕

コラムD　イエシロアリの羽アリ対策

　4.1.6項で述べたが，イエシロアリの羽アリは，1万から2万匹発生する．建物内で発生すると，羽アリの死骸，脱落した羽が散乱し，掃除が大変になる．イエシロアリの習性を知ることで，死骸などの散乱は少なくできる．

　習　性　羽アリは，5月下旬から7月上旬の夜，蒸し暑い日に発生する．羽アリは走光性があり，明かりを目指す．

　対策1（建物への飛来）　イエシロアリの羽アリが部屋に飛来するときは，窓を閉め，電気を消し，1時間程度部屋で待機する．樹木などから飛び出した羽アリは，暗い部屋を避け，ほかの明るい建物に飛翔する．部屋への飛来はなくなる．

　対策2（建物からの発生）　イエシロアリの羽アリが建物から発生したときは，電気を消し部屋を真っ暗にする．窓またはドアを開ける．発生した羽アリは，外の明かりに飛翔する．スプレーなどは使わず，羽アリの飛翔を妨げない．羽アリの大

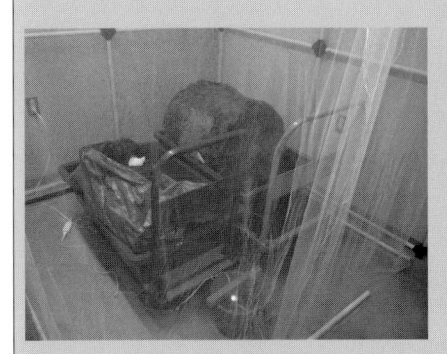

図D.1　バケツ設置状況

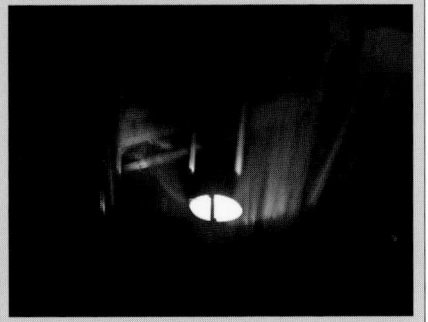

図D.2　明かりの状況

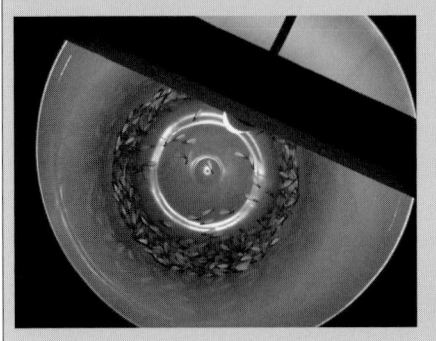

図D.3　羽アリ発生直後

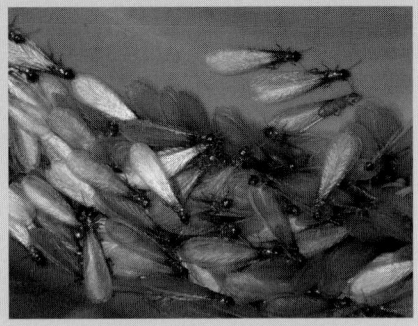

図D.4　羽アリの拡大画像

びっくりするほど美しいダニやトビムシの世界を美しい写真で紹介

土の中の美しい、生き物たち

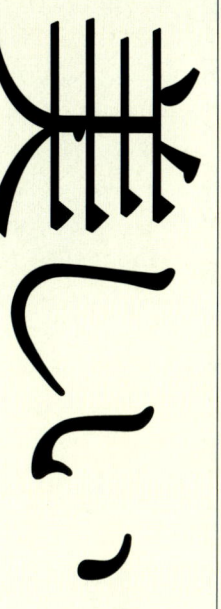
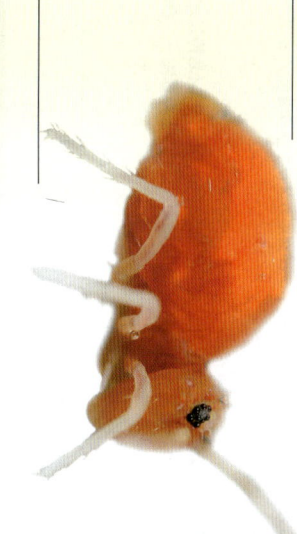
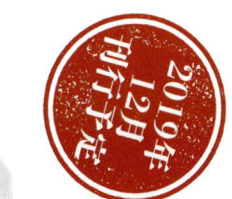

2019年
12月
刊行予定

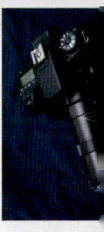

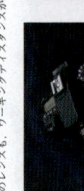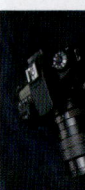

第3章　野外におけるマクロ撮影方法

25 mm F2.8 2.5-5X ULTRA MACROは2.5倍から5倍まで撮影でき、2.5倍（同上、4倍）で画面横幅が約8.7 mmいっぱい。5倍（同上、8倍）では画面横幅が約4.4 mmいっぱいに写る。それでも対処しきれない被写体に対しては、それぞれのレンズにエクステンションチューブやリコンバーターを組み合わせて使用している（写真3-3～3-6）。

目　次

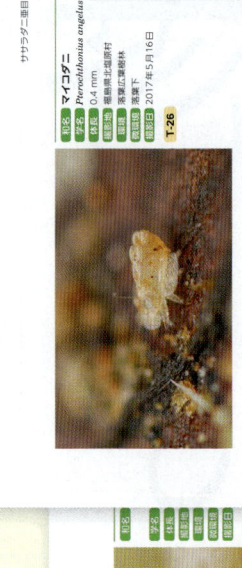

サツマダニ亜目
和名　マイコダニ
学名　*Pterochthonius angelus*
体長　0.4 mm
採集地　福島県会津坂下町
環境　落葉広葉樹林
場所　落葉下
採集日　2017年5月16日
T-26

和名　ヒメヘソイレコダニ
学名　*Acrotritia ardua*
体長　0.5 mm前後

T-19

第2章　分類群

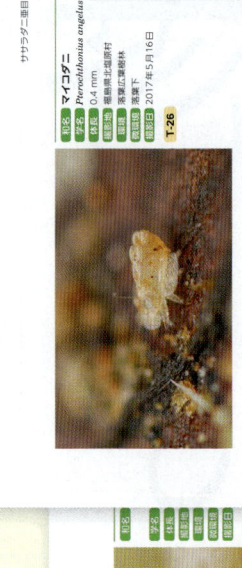

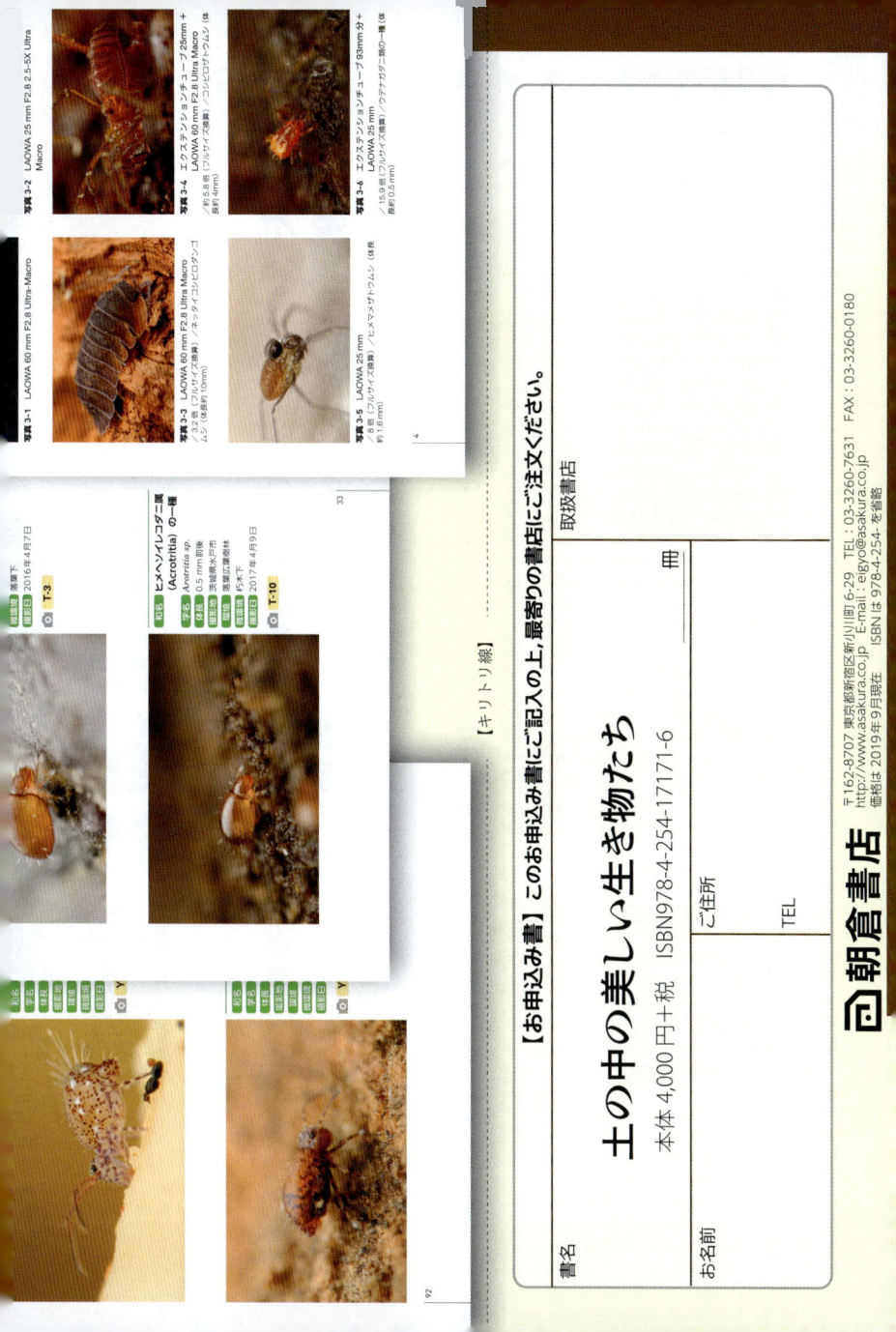

写真 3-1　LAOWA 25 mm F2.8 Ultra-Macro

写真 3-2　LAOWA 25 F2.8 2.5-5X Ultra Macro

写真 3-3　LAOWA 60 mm F2.8 Ultra Macro／3.2倍（フルサイズ換算）／ネッタイコシビロダンゴムシ（体長約10mm）

写真 3-4　エクステンションチューブ 25mm +／約5.8倍（フルサイズ換算）／ノソコビロヤドリムシ（体長約4mm）

写真 3-5　LAOWA 25 mm／8倍（フルサイズ換算）／ヒメマメゾウムシ（体長約1.6mm）

写真 3-6　エクステンションチューブ 93mm 分+／15.9倍（フルサイズ換算）／ノソアテンガタニ類の一種（体長約0.5mm）

4

ヒメヌノメコナダニ属 (*Acrotritia*) の一種

学名	*Acrotritia sp.*
体長	0.5 mm前後
撮影場所	茨城県水戸市 渡里広葉樹林 朽木下
撮影日	2017年4月9日

T-10

撮影地　渡里広葉樹下
撮影日　2016年4月7日
T-3

33

書名

[お名前 Y ...]

92

[お申込み書] このお申込み書にご記入の上, 最寄りの書店にご注文ください。

[キリトリ線]

土の中の美しい生き物たち
本体 4,000 円＋税　ISBN978-4-254-17171-6

取扱書店

冊

書名

ご住所

TEL

お名前

朝倉書店　〒162-8707 東京都新宿区新小川町 6-29　TEL：03-3260-7631　FAX：03-3260-0180
http://www.asakura.co.jp　E-mail：eigyo@asakura.co.jp
価格は 2019年9月現在　ISBN は 978-4-254- を省略

B5判 168頁 並製
本体4,000円＋税
ISBN978-4-254-17171-6
C3045

超拡大でみる 不思議な生態

朝倉書店

【編著】

萩原康夫　昭和大学富士吉田教育部講師

吉田　譲　株式会社PCER・写真家

島野智之　法政大学自然科学センター教授

【著】

塚本勝也　写真家

前原　忠　東京大学大学院農学生命科研究科助教

■トビムシ、コムカデ、ザトウムシなど、身近な自然の土の中にいながら目にとまらない小型土壌動物。

■拡大すると意外なほどに美しい、かれら土壌動物の生きる生きとした生態写真を多数掲載。

■さらに、土壌動物の基礎的な生物学、美しい生態写真の撮り方、観察会の開き方まで。

対象読者
・生物、とくに昆虫や節足動物に関心をもつ方。
・自治体や博物館などで、「自然や虫に関心をもって
　もらうための活動」をおこなっている方。
・学校、各種図書館、自然観察をおこなっている団体。

組見本はこちらから

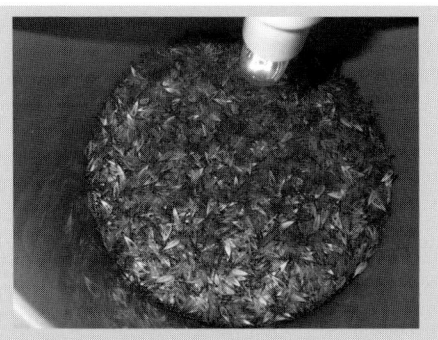

図 D.5　捕集した羽アリ

部分は屋外に飛翔し，室内の掃除は少なくなる．

　対策 3（飼育室からの発生）　飼育室では，発生した羽アリを外部に放出することはできず，すべて捕集しなければならない．小さな豆電球と青色のバケツでほとんどの羽アリを補集できる（図 D.1, 2）．2017 年 6 月，バケツ 1 個で 2 営巣から発生した羽アリ 26,800 匹を捕集した（図 D.3〜5）．　　　　　　　　　　〔廣瀬博宣〕

4.2　シバンムシ類

分　類　コウチュウ目（鞘翅目）Coleoptera

4.2.1　ケブカシバンムシ（図 4.16）

学　名　*Nicobium hirtum* ILLIGER

　形態・生態　成虫の体長は 3.7〜6.0 mm．体全体には灰黄色の短毛が密生し，上翅には不規則な輪郭の 2 横帯を有するが，個体によって欠くものもある．触角は 11 節で先端 3 節は大きくなる．幼虫の体長は 5〜7 mm で体色は乳白色，全体がやや長い毛でおおわれ，C 文字状に腹部が湾曲する．分布は北海道，本州，四国，九州である．

　成虫は 6 月から 8 月ごろに発生する．日中は木の割れ目や物の陰に隠れて夜間活動する．産卵は古い木材を好んで行われ，一生に約 30 個産卵する．卵の期間は 25℃ の場合 15〜23 日間で，孵化した幼虫はすぐ木材に食入して内部を食べる．最初は堅い年輪部分以外を食べるが，成長すると年輪部分も食害する．幼虫の期間は自然条件では最低 2 年といわれている．成長した幼虫は木材表面近くま

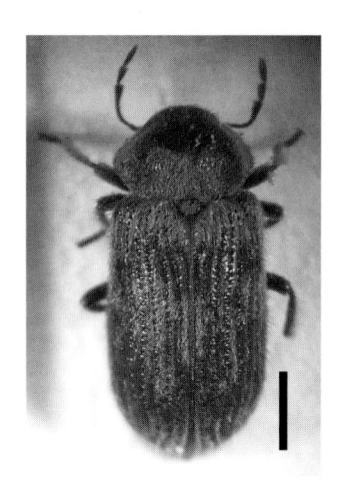

図4.16　ケブカシバンムシ（バーの長さは1mm）

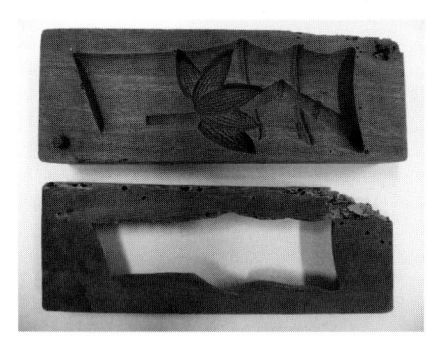

図4.17　ケブカシバンムシによる被害（木製和菓子の型）

で移動して，糞や食べかすなどを唾液で固めた，長径5〜10mmの長楕円形の蛹室を作り，その中で蛹化する．成虫となると木材から脱出し，一度脱出した成虫は，再び外部から孔をあけることやかじることはないといわれている．食害する木材の樹種はマツ，ヒノキ，クスノキ，ケヤキ，ハンノキ，ブナ，キヅタ，カシ，イチジクなどで，心材や辺材の区別なく食害する．糞は粗い粒状（鼠粒状）をしており，被害が甚大になると被害材の坑道内に糞が多く詰まる．

　被害は古い家屋や社寺など歴史的木造建造物の柱や梁，仏像，屏風，民具，木製品などで見られ（図4.17），国内では古くから木材を食害するシバンムシとして知られており，被害はおもに幼虫の食害と成虫が脱出する際に作る孔（直径約3mm）である．産卵数は少なく，幼虫期も長いため，被害の進行はシロアリ類

に比べて遅いが，被害箇所は目立たないものが多いこと，糞や食べかすなどを外部に排出することはほとんどないこと，成虫が脱出孔をあけるまでは木材表面にはまったく変化が見られないことなどから，被害に気づくことが遅れ，被害を発見したときは表面の薄皮一枚を残して内部が完全に食害されていたということも多い．木材のほかに書籍（紙類）を食害した事例も知られている．ヨーロッパでは木材より書籍を食害する害虫として知られている．

4.2.2　オオナガシバンムシ（図4.18）

学　名　*Priobium Cylindricum* NAKANE

形態・生態　成虫の体長は 4.6〜6.2 mm で，体色は赤褐色から暗赤褐色をしており，黄白色の細毛でおおわれる．1963 年宮城県で採集された標本に基づいて記載され，その後，静岡県や神奈川県，岩手県の家屋から被害報告がされている．

被害はこれまでに家屋の床下材，小学校の体育館のフローリングと床下材，歴史的木造建造物などで報告されている．

成虫の発生時期はケブカシバンムシと同様に 6 月から 8 月ごろである．

近年行った日光の歴史的木造建造物の調査では，ある特定の建物では全体に被害が及んでおり，厚い漆塗装してある表面部には虫孔がなく一見被害がないように見えるが，部材の接合部分に多くの虫孔が見られた．被害の状況は，表面を薄く残して内部が食害されており，多量の粉末状の糞や木粉が詰まっていた（図

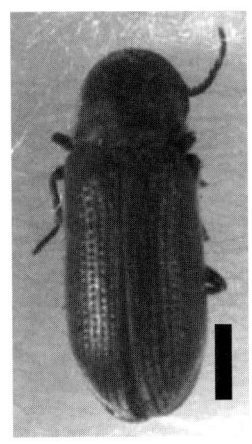

図 4.18　オオナガシバンムシ
（バーの長さは 1 mm）

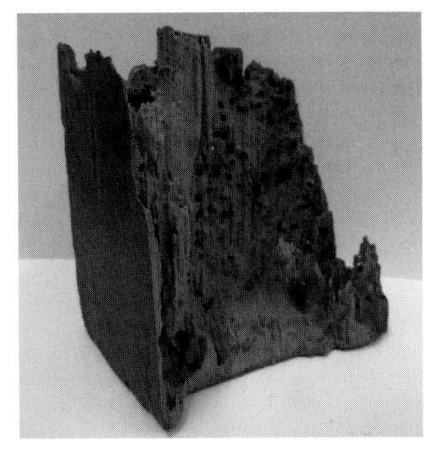

図 4.19　オオナガシバンムシによる被害
（解体部材）

4.19）．部材の被害は強度が低下するほど進んでいたが，部材内部には生きた幼虫や成虫の死骸などはほとんど見られなかった．そのほかの被害報告でも，被害発見時には幼虫や成虫がほとんど見つからないことが報告されている．被害にあった樹種はケヤキ，ツガ，ヒバなどで，これまで判明している被害樹種はブナ，ミズメザクラ，スギ，ヒノキ，マツ，ツガ，ベイツガなど多種に及んでいる．

4.2.3　エゾマツシバンムシ（図4.20）

学　名　*Hadrobregmuns pertinax* LINNAEUS

形態・生態　成虫の体長は4.6〜6.2 mm で，体色は黒色から黒褐色をしており，前胸背板の中央と基部両側，前角がへこみ，後角付近に黄金毛域をもつ．分布は北海道，本州である．

　成虫は北海道では6月から7月ごろにエゾマツの倒木で見られることが知られており，オーストリアでの観察では，5月から6月ごろに成虫は見られ，交尾後メスは木の割れ目，成虫の脱出孔に産卵する．卵は2週間程度で孵化し幼虫は木材の内部を心材や辺材の区別なく食害する．幼虫で越冬して翌年春に木材表面近くで蛹室を作り蛹化して，2〜3週間後に成虫となって脱出する．成虫の期間は2〜3週間程度といわれている．ヨーロッパではマツのほか，モミやトウヒなどを食害して，とくに内部が菌類に侵されて軟らかくなった材を好むといわれている．

　近年行った日光の歴史的木造建造物の調査では，標高の高い場所（標高約

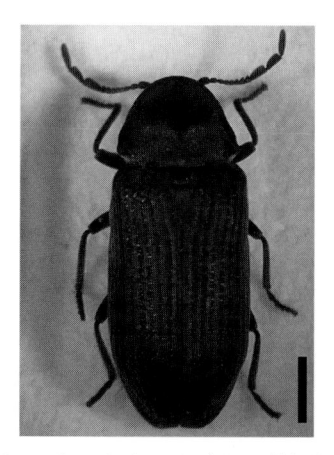

図4.20　エゾマツシバンムシ（バーの長さは1 mm）

1300 m）にある数件の歴史的木造建造物のみにエゾマツシバンムシの被害が確認された．成虫は5月中旬から7月中旬まで見られ，被害は柱や床下の一部で見られた．被害箇所の糞や食べかすなどを調べたところオオナガシバンムシのものと非常によく似ており，硬い年輪を除いて，心材，辺材に関係なく食害されていた．食害部分から成虫の死骸が確認されその死骸を同定した結果，エゾマツシバンムシが食害しているものと断定した．数件の歴史的木造建造物では調査のため設置した捕虫テープ（ハエ取り紙）にはエゾマツシバンムシが捕獲され，建造物内には生きた成虫も確認された．捕獲したエゾマツシバンムシを人工飼育下で観察すると，結露水を積極的に給水する行動や交尾行動，コーリング姿勢（calling position：異性をよぶ姿勢）と考えられる姿勢が観察された．

文化的価値のある書籍や木製文化財，歴史的木造建造物などでは被害が確認されても加害害虫の正体や生態を究明するような十分な調査が行われず駆除が行われた場合が多く，今後書籍や木製文化財，歴史的木造建造物を詳細に調査すれば別種の加害害虫が発見されることが予測される．人や文化財を守るためには加害害虫を特定し，その害虫の生態に即した防除対策を行うことが重要である．

4.2.4 アレルゲン性

ケブカシバンムシやオオナガシバンムシ，エゾマツシバンムシなどが好む生息環境や木材の状態について，これまでの文献記録や被害状況の観察などをまとめると以下のとおりである．

ケブカシバンムシの幼虫や成虫が発見された重要文化財増上寺の解体部材（樹種：アカマツ材）には，食痕部分に腐朽菌の跡が見出されたこと，その木材にはシロアリの食害も見られたことから，この部材は一時期カビの生息できる環境に曝されていたことが考えられる．オオナガシバンムシの被害が確認された歴史的木造建造物では，被害が確認された屋根裏の梁の一部表面にカタツムリあるいはナメクジの這った痕跡が見られ，この部材が屋外の水気の多い場所に以前置かれていた可能性が考えられる．エゾマツシバンムシの確認された歴史的木造建造物内部の部材にはカビの発生が見られ，セイヨウシミ（詳細は5.2.2項を参照）も生息していた．シミ類は後述のように空気がよどんで滞留している環境や多湿な環境を好む昆虫で，これらの観察からエゾマツシバンムシが確認された歴史的木造建造物の内部は空気がよどみ，多湿の環境である可能性が高いと考えられる．

ケブカシバンムシやオオナガシバンムシ，エゾマツシバンムシなどは，文化財

保存の観点以外での研究はあまり進んでいないため，ケブカシバンムシ，オオナガシバンムシ，エゾマツシバンムシなどが原因によるアレルギー被害の事例は報告されていない．一方で近縁な種類で，食品工場や一般住宅で発生が見られるタバコシバンムシ（形態・生態については 3.3.1 項を参照）では，体表面や消化管などから細菌や真菌などの微生物が分離された事例，カビの胞子が粘着物質を出して毛根のくぼみや体毛に付着している様子が電子顕微鏡で観察され，カビの胞子を運搬している可能性がある事例などが報告されている（詳細については川上ほか（2002；2004），Nakagawa *et al.*（2008）を参照）．このタバコシバンムシの事例から推察すると，上述 3 種のシバンムシ類はカビとの関係性も考えられ，ひいてはアレルギーに罹る可能性があると考えられる．　　　　　　　〔小峰幸夫〕

4.3　ナガシンクイムシ類

分　類　コウチュウ目（鞘翅目）Coleoptera，ナガシンクイムシ科 Bostrichidae
英　名　false powderpost beetle, horned powder-post beetle
生態・代表種　黒色または黒褐色の円筒形の甲虫．すべての種が食材性（植物質加害性）で，木材，竹材，椰子材を穿孔食害する．衰弱材や枯死直後，あるいは伐採直後の材を好む種が多いが，乾材を加害する種も多く，東南アジアから輸入された建材や家具から発生して時々問題となっている（酒井，1995）．木材穿孔性のナガシンクイムシ類については，次のような種が輸入家具から時々発生することが報告されている．

　ナガシンクイムシ亜科 Bostrichinae
　　オオナガシンクイ *Heterobostrychus hamatipennis*
　コガタナガシンクイムシ亜科 Dinoderinae
　　カキノフタタタケナガシンクイ *Sinoxylon japonicum*
　　チビタケナガシンクイ *Dinoderus minutuss*
　　ジャワフタトゲナガシンクイ *Sinoxylon conigerum*（岩田・中野，2006；図 4.22 ①，②）．
　ヒラタキクイムシ亜科 Lyctinae
　　ヒラタキクイムシ *Lyctus brunneus*
　　ケヤキヒラタキクイムシ *Lyctus sinensis*
　　アフリカヒラタキクイムシ *Lyctus africanus*

アラゲヒラタキクイムシ *Lyctoxylon dentatum*

ケブトヒラタキクイムシ *Minthea rugicollis*

4.3.1 ヒメタケナガシンクイ

学　名　*Dinoderus bifoveolatus*（WOLLASTON）

英　名　auger beetle

形態・生態　体長は 2.5 mm 内外で，上翅は暗赤褐色を呈し，点刻の内部は網目状．背面から頭部は前胸部の下に隠れて見えず，前胸背前縁は凸弧状に丸まっている（口絵 5A, B）．前胸背前縁の小歯状突起は 13 個で，中央の 1 対は離れず近接し，基部で連なる（酒井，1995；川上・岩田，1993）．野淵（1986）はフィリピン産の籘製の椅子から発生した本種を日本ではじめて記録した．その後，著者らは，インドネシアから輸入された籘製の家具から大量に本種が発生した事例を追加報告している（川上・岩田，1993；口絵 5D, E）．さらに，ベトナムで製造された 2 つの籘製のフルーツカゴから本種が発生した事例について追加報告している（橋本・川上，2016）．

4.3.2 ホソナガシンクイ

学　名　*Heterobostrychus aequalis*（WATERHOUSE）

英　名　boxwood borer, oriental wood borer, lesser auger beetle

形態・生態　体長 6〜15 mm．黒褐色〜暗赤褐色で細長い円筒形（図 4.21 ①）．東南アジアやマダガスカルに分布し，ゴムノキ材をはじめ 30 種以上の木材を加害する．このため，輸入家具から発生して問題となることがある（野淵，1986）．家具の原材料に産卵され，幼虫（図 4.21 ②）がそのまま家具の中に封じ込められた場合には著しく成長が遅延し，3 年以上経過してから成虫が家具に孔を開けて出てくることもある．著者は，輸入されたダイニングテーブルや椅子などから本種が発生した事例を報告している（川上，1996；図 4.21 ③〜⑥）．

4.3.3 コナナガシンクイ

学　名　*Rhyzopertha dominica*（FABRICIUS）

英　名　lesser grain borer

形態・生態　体長 2〜3 mm．触角第 2 節が第 1 節とほぼ同じ長さであることなどで，食材性の種と区別できる（図 4.22 ③，④）．貯蔵穀類（米，麦，トウモ

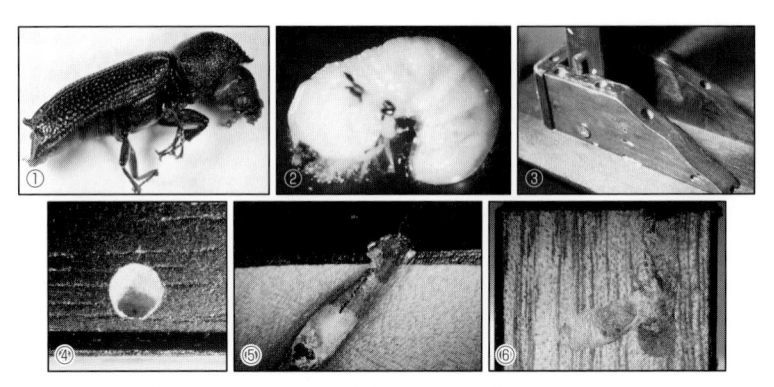

図 4.21　ホソナガシンクイ（*H. aequalis*）と家具の加害事例
①側面，②幼虫側面，③ラワン材製ダイニングテーブルの脚接着部材の加害痕，④同テーブ
ル天板の加害痕（羽化成虫の脱出孔），⑤羽化成虫の脱出孔の縦断面，⑥同テーブル天板の内
部の幼虫穿孔痕

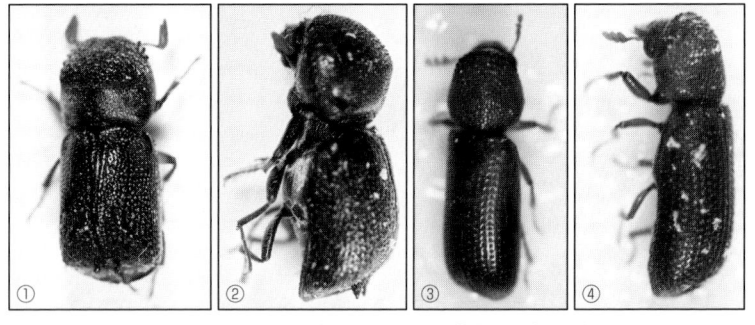

図 4.22　ジャワフタトゲナガシンクイ（*S. conigerum*；①背面，②側面）およびコナナガシン
クイ（*R. dominica*；③背面，④側面）

ロコシなど）や加工食品を加害するため，住宅から見つかることも多い．著者は
住宅で捕獲した本種の体表面から，カビ毒アフラトキシンの産生菌として著名な
Aspergillus flavus などのカビ類を分離している（川上・髙橋，2006）．

4.3.4　ナガシンクイムシ類のアレルゲン性

　ナガシンクイムシ類やヒラタキクイムシ類はテントウムシ類（3.4 節参照）と
同じ甲虫の仲間であるが，輸入家具の中から突然羽化して室内に発生するため，
ナミテントウがアレルゲン昆虫になった経緯とは明らかに異なる．しかしなが
ら，時として大量に発生し，脱出孔から微細なフラス（木屑と糞が固まったも
の）を排出する．体長が微小なことから室内環境中で分散した個体は発見される

ことなく，やがて死滅してハウスダスト中にフラスとともに混入することが想定される．タバコシバンムシがアレルゲン昆虫であるように（3.3節参照），ナガシンクイムシ類も体表面に有害真菌を付着させており，アレルゲン性について検査することが望まれる．

4.4 ア　リ　類

分類・生態　ハチ目 Hymenoptera，スズメバチ上科 Vespoidea，アリ科 Formicidae

アリ類は，陸上動物の中でもっとも繁栄している動物群であり，植物がある場所には必ず生息している．日本産アリ類は，10亜科59属295種が記録されている（寺山ほか，2014）．人家の周辺には東京では10種前後，九州では30種前後が知られている（アリ類データベースグループ，2003）．庭の土壌や朽木に営巣するトビイロケアリ *Lasius japonicus* SANTSCHI，ヒメアリ *Monomorium intrudens* F.SMITH，ルリアリ *Ochetellus glaber*（MAYR）などが普通に見られ，屋上やベランダに貯留した落ち葉や植物プランターではアメイロアリ *Paratrechina flavipes*（SMITH）やオオハリアリ *Pachycondyla chinensis*（EMERY）が営巣することがあり，餌を求めて室内に大量に侵入することが知られている（近藤，1977）．

アレルゲン性　アリ類はハチの化石との比較から，およそ1億2,500万年前にスズメバチ科 Vespidae の祖先から分化したと推定されており，熱帯に生息する大型のアリに刺されるとスズメバチ類と同程度の激しい症状を引き起こす．日本においても，ハリアリ亜科 Ponerinae のオオハリアリやフタフシアリ亜科 Myrmicinae のクシケアリ類は毒針を有しており，刺激を与えると攻撃的になってよく刺す．毒針をもつアリの毒成分には，ヒアルロニダーゼやホスフォリパーゼAなどの酵素類が含まれており，ヒトが刺された場合に皮下組織の破壊やアレルギー反応を誘発する．ヤマアリ亜科 Formicinae（クロヤマアリ，クロオオアリ，トビイロケアリなど）とカタアリ亜科 Dolichoderinae（ルリアリなど）は毒針が退化しているが，浸透性の強い刺激物（前者は蟻酸，後者はテルペノイド）を含んだ毒成分を水鉄砲のように噴出して，敵や獲物を攻撃する．アリ類を素手で潰すと皮膚に痒みを伴う赤色発疹が現れることが知られており（久保田，1995），多くの種が注意すべきアレルゲン昆虫であると思われる．また，国際的

に物流のスピードが高まる一方で，外来種の侵入が増えることが懸念される．

4.4.1　イエヒメアリ

学　名　*Monomorium pharaonis*（LINNAEUS）

英　名　Pharaoh's ant

形態・生態　フタフシアリ亜科に属し，体長約 2 mm．全体に淡黄褐色で，腹部の後半は黒色を呈する．胸部と腹部をつなぐ腹柄は 2 節で，第 1 節の基部は細く伸長する（口絵 3B, C）．熱帯アフリカ原産と推察されており，物流とともに世界各地に広範に分布を広げている．日本には昭和初期に侵入したようだが，現在では都市部を中心に太平洋岸の各地に分布する．木造および鉄筋住宅の壁内，押入れ，フローリングの隙間などで営巣する．

アレルゲン性　就寝中に本種による刺咬害を受けることがある（久保田，1995；緒方・寺山，1992）．また，積極的に針でヒトを刺すため，ヒトや愛玩動物にチクチクした不快感や軽いアレルギー症状を及ぼすことがある．

4.4.2　ヒ　ア　リ

学　名　*Solenopsis invicta* BUREN

英　名　red imported fire ant, fire ant

形態・生態　南米原産で，フタフシアリ亜科に属し，体長は 2〜6 mm．全体に光沢のある赤褐色で，腹部は黒褐色を呈する．世界の侵略的外来種ワースト 100 に選定されており，特定外来生物にも指定されている．2017 年 5 月に，中国広東省広州市から神戸港へ貨物船で運ばれたコンテナの中から発見された事例が，日本におけるはじめての侵入記録である．その後，愛知県春日井市，茨城県常陸太田市，福岡市博多区，神奈川県横浜港，埼玉県狭山市，大阪府大阪南港，兵庫県尼崎市，東京都品川区，静岡県浜松市などで見つかり，コンテナ作業員が刺される被害が発生した．詳細は橋本ほか（2019）の報告を参照されたい．

アレルゲン性　本種の毒成分は，95% が水不溶性のピペリジンアルカロイドであり，約 46 種類のタンパク質が含まれている．これらのタンパク質は毒液量の 0.1% 程度であるが，アナフィラキシーショックに関与していると考えられている（dos Santos Pinto *et al.*, 2012）．本種に刺された場合の症状は，軽度の場合は痛みや痒みが出る程度であるが，中度の場合にはじんましんが発生し，さらに，重度になるとアナフィラキシーを誘発する．本種によるアナフィラキシーショッ

クの症例として，刺されてから5〜10分後に強い回転性のめまいを起こし，目の生気を失い，口が乾燥して蒼白になり，重度の全身性痙攣を起こした経過が報告されている（Candiotti *et al.*, 1993）．重症の場合には，死亡する症例が報告されている（Prahlow and Barnard, 1998）．　　　　　　　　　〔川上裕司〕

第 5 章
書籍や紙資料を加害する害虫

5.1 シバンムシ類

分 類 コウチュウ目（鞘翅目）Coleoptera

5.1.1 フルホンシバンムシ（図5.1）
学 名 *Gastrallus immarginatus* MULLER

形態・生態 成虫の体長は2.2〜3.6 mm. 体色は赤褐色から濃赤褐色をしており，体型は細長い円筒状をしている. 触角は10節で先端3節はほかより大き

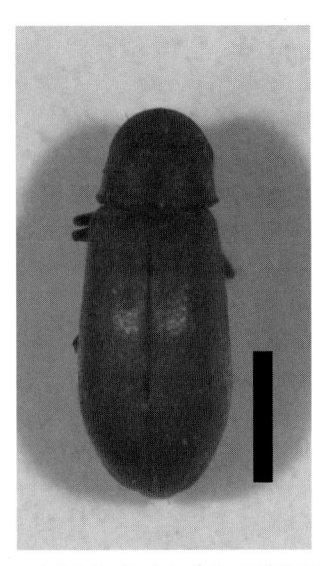

図5.1 フルホンシバンムシ（バーの長さは1 mm）

い．前胸背板は中央前方が隆起してその先端は突出する．幼虫は約 5 mm まで成長して体色は乳白色をしており，C 文字状に腹部が湾曲する．ほかのシバンムシの幼虫に比べて体型は細長く，頭部は縦に長いが頭頂部は胸部に埋もれている．胸脚は非常に短い．分布は本州，四国，九州である．

成虫は年に 1 回発生するといわれている．古くから書籍や古文書，掛け軸など紙資料の害虫として知られている．被害が進行した書籍では，食痕が重なり蛹室によって頁の間がくっついてしまい，無理に開こうとすると破れてしまう．紙類のほかに木材や竹製品なども食害する．

室内における一般的な生態は，書籍や紙資料の表面に産卵し，孵化した幼虫は内部に食入して不規則に穿孔食害をする．孔道は大きいもので直径約 1 mm になりいくつも重なり合って見た目は大きな孔道となる．成長した幼虫は書籍や紙資料の表面近くまで移動して，糞や食べかすなどを唾液と混ぜて蛹室を作りその中で蛹化する．成虫となったら約 1 mm の孔をあけて脱出する．ほかのシバンムシ類と同様に，脱出後は再び外部から書籍をかじることはしない．野外では枯枝に見られるようであるが，詳しい生態はわかっていない．

フルホンシバンムシはヨーロッパにも分布しているが，近年，日本でフルホンシバンムシとして同定された種類には，ヨーロッパに分布している種類と似ているがオスの生殖器の形態が異なり別種であることが報告されている．今後，書籍を食害するシバンムシの同定については，詳細に調査する必要があると考えられる．

5.1.2　ザウテルシバンムシ（図 5.2）

学　名　*Falsogastrallus sauteri* PIC

形態・生態　成虫の体長は 1.8〜2.0 mm．体色は濃赤褐色で体表には黄白色の微毛が密生する．光線の当て具合によっては，前胸背板の側面や上翅の一部に白色の模様が現れる．触角は 9 節で，先端 3 節は大きくなる．幼虫は約 2.5 mm まで成長する．体色は黄白色で体型は細長く，腹部は湾曲しない．分布は本州，四国，九州，トカラ列島である．

日本ではフルホンシバンムシと並び書籍や紙資料の害虫として知られている．合板を食害したこともあるが，それは書籍と合板が密着しており，書籍を穿孔食害しているときに偶発的に合板に移ったものと考えられる．台湾が原産の昆虫であり，暖かい地域に見られることが多く，東日本より西日本に多いといわれている．

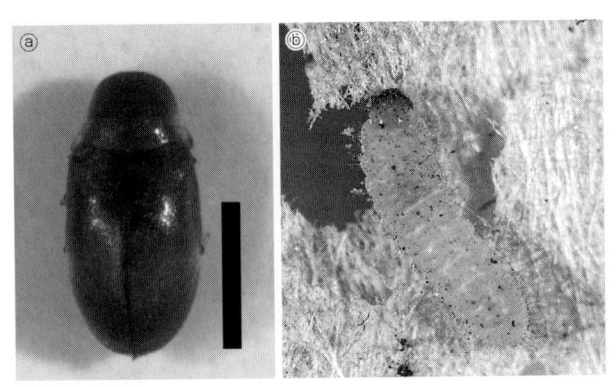

図5.2 ザウテルシバンムシの成虫（a, バーの長さは1mm）と幼虫（b）

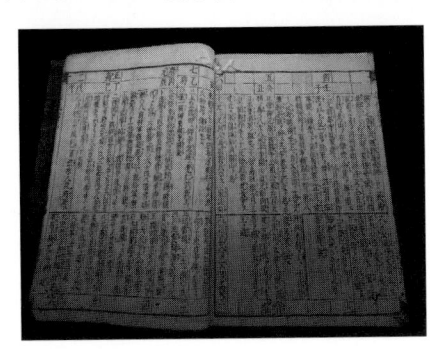

図5.3 古美術商で購入した書籍

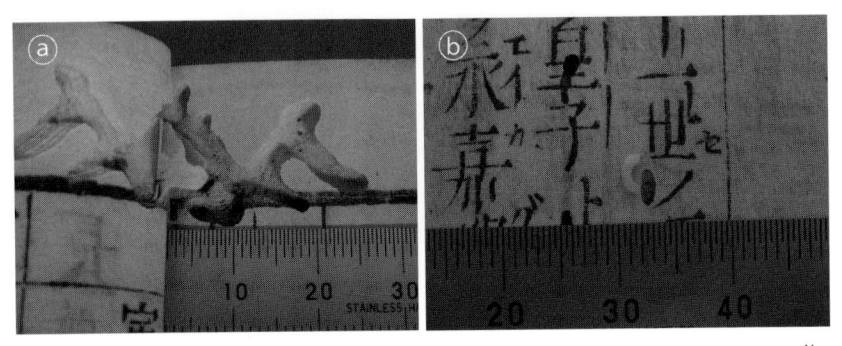

図5.4 ケブカシバンムシ成虫の死骸が確認された虫孔（a）と発生したフルホンシバンムシ幼虫（b）（aとbはともに図5.3の書籍から確認された）

　一般的な生態については不明であるが，おそらくフルホンシバンムシと同様な生態であると考えられる．幼虫の糞は球形に近いものが多く，長円形で一端が細くなったものが混在する．

　シバンムシ類の生態については不明な点が多く，害虫として屋内での生態が断片的に判明している種であっても本来の生態（自然環境での生態）に関する情報が十分ではない．ほかの害虫のように探したらすぐに採集できることは少なく，自然環境を探すよりは古本屋や古美術商，歴史的木造建造物，一般家庭などを訪ねて発生を確認したほうが見つかることが多い（図5.3，5.4）.

　アレルゲン性　フルホンシバンムシやザウテルシバンムシなどは，文化財保存の観点以外での研究はあまり進んでいないため，フルホンシバンムシ，ザウテルシバンムシなどが原因となるアレルギー被害の事例は報告されていない．一方で近縁な種類のタバコシバンムシでは細菌やカビなどの微生物が分離された事例，カビの胞子が体表面に付着している事例などが報告されており（詳細は4.2.4項を参照），フルホンシバンムシやザウテルシバンムシについても，同様の事例が起こる可能性が考えられ，今後の研究に期待したい.

5.2　シ　ミ　類

分　類　シミ目 Thysanura

5.2.1　ヤマトシミ（図5.5）

学　名　*Ctenolepaisma villosa* FABRICIUS

形態・生態　成虫の体長は8～10 mm．無変態（成虫過程で形態がほとんど変化せず脱皮によって大きさだけが成長する変態のこと）の昆虫で，成長とともに体表に銀白色の光沢を帯びた暗灰色の鱗粉が見られるようになる．頭部前縁部の剛毛は櫛状で，触角は体長の約2/3の長さになる．腹部第10節は短く逆台形で後縁中央部がややくぼむ．触角や尾毛は淡黄色をしている.

　寿命は昆虫類では長く7年から8年といわれ，通年いろいろな大きさの個体が見られる．卵の大きさは直径約1 mm で暖かい時期に数回産卵す

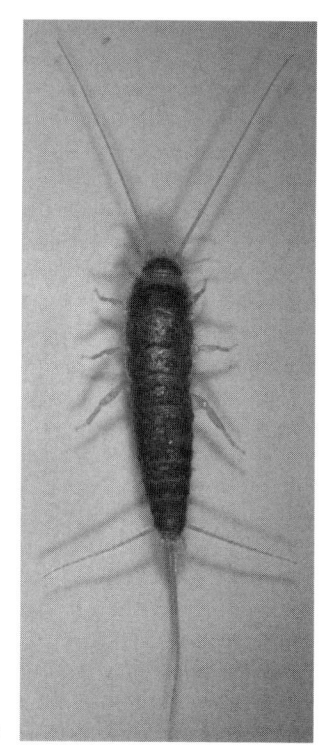

図5.5　ヤマトシミ

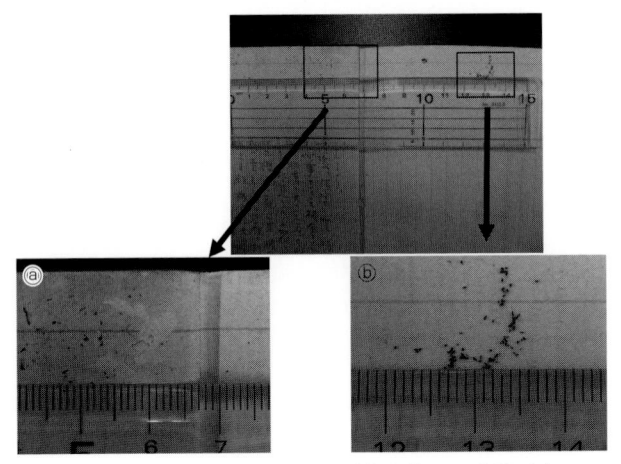

図5.6　シミ類による食害の被害（a）と糞による汚染（b）

る．絶食状態で1年以上生存するといわれている．食性は雑食性で紙類（和紙や
コピー用紙など）や衣類，糊，小麦粉，鰹節などの乾燥食品も食べる．生態につ
いて渡辺（2018）の報告によると，年2回の産卵期が存在し，25℃，65％の条件
では卵の期間は平均53日．幼虫は2齢以降から摂食を開始して4齢から鱗粉が
見られる．

　被害は食害と糞による汚染で，古くから紙類の害虫として知られている（図
5.6）．食害は書籍や古文書，掛け軸などの紙類のとくに糊付けした部分を好む．
食害の特徴は，表面をなめるように浅くかじり取るようにして食害し，被害が進
行すると不規則な孔があく．シバンムシ幼虫のように穿孔食害はしない．糞は細
長く，大きさは長径約1mmで先端が細まっているものが多く，曲がったものが
混在することがある．黒色や灰色，白色などが混ざっているが，色は食べたもの
によって変化すると考えられる．一見すると消しゴムのカスのように見えるが，
シミの糞は触ると硬いため区別がつく．

5.2.2　セイヨウシミ（図5.7）

学　名　*Lepisama saccharina* LINNAEUS

形態・生態　成虫の体長は約9mm．鱗粉は光沢のある灰黒色でヤマトシミよ
り黒色をしている．頭部前縁部の剛毛は表面が平滑で，触角は体長の1/2の長さ
になる．腹部第10節は縦長になる．触角や尾毛は淡黄色をしている．もともと

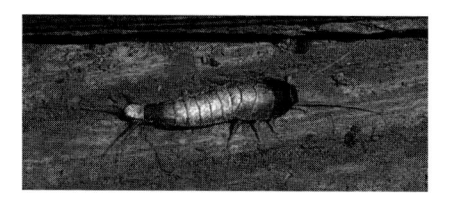

図5.7 セイヨウシミ

旧北区由来で現在では全世界に分布しているといわれている．日本では昭和初期以前の記録がなく新しい害虫であるといわれており，以前から生息しているヤマトシミを駆逐して分布を拡大しているといわれている．

　ヤマトシミと並んで紙類の害虫として知られており，被害もヤマトシミと同様に書籍や古文書，掛け軸など紙類の表面をなめるように浅くかじるがとくに糊付けした部分を好む．被害の状態だけでヤマトシミかセイヨウシミのどちらの被害であるかの判断をするのは難しい．

　アレルゲン性　国内では現在のところ，シミ類が原因のアレルギー被害の事例は知られていないが，セイヨウシミでは，甲殻類の主要なアレルギー誘発物質であるトロポミオシンとほぼ一致する物質をもっていることが知られており（詳細については Barletta *et al.*（2005）を参照），今後シミ類が原因となるアレルギー被害が報告される可能性がある．また，シミ類は空気がよどんで滞留している環境や多湿な環境を好むため，アレルゲンとなるカビの胞子などを体表につけて移動することが考えられる．温度・湿度の管理がされていない大型の食糧倉庫や博物館・美術館の収蔵庫，資料保管庫，一般家庭の押入れなどは，シミ類にとって生息しやすい環境である．シミ類が室内に侵入することを防ぎ，侵入しても営巣しないようにするには，定期的に清掃をするとともに空調の調節・換気などを行って室内の空気を循環させ湿度を下げることが重要である．　　　　〔小峰幸夫〕

第 6 章
食品を加害する害虫

6.1　コウチュウ目（鞘翅目）Coleoptera

6.1.1　オサゾウムシ科 Rhynchophoridae
1）グラナリアコクゾウムシ
学　名　*Shitophilus granarius* LINNAEUS
英　名　granary weevil, grain weevil

形態・生態　（図 6.1, 口絵 2C）　成虫は体長約 3 mm, 細長い口吻を持ち, 体色は赤褐色である. 胸部背面の点刻は楕円形である（コクゾウムシでは円形）. 鞘翅上には斑紋を欠いている. 卵は長径 0.6 mm, 幼虫は白色で脚は退化し体長 0.6〜2.0 mm, 蛹は約 2 mm である. 成虫は穀粒内部に産卵し, 幼虫は内部で発育し蛹を経て羽化し, 穀粒外へ脱出する. 成虫は後翅が退化し欠いているため飛翔できない.

　日本には定着していないが, しばしば輸入穀物から発見される植物検疫害虫として知られている.

アレルゲン性　海外では 18 世紀はじめから, 穀物倉庫や製粉工場での労働者

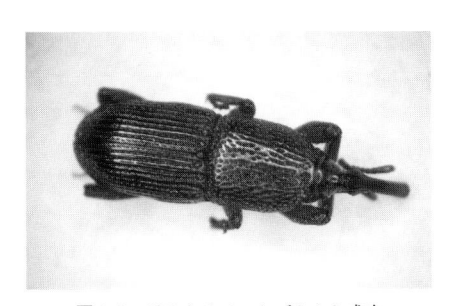

図 6.1　グラナリアコクゾウムシ成虫

に，息切れ，せき，痰の症状が確認され，これらは穀物由来のアレルゲンによると考えられていた．しかし，20世紀半ばには，穀物を加害するダニ類や昆虫類もアレルゲンとなることが指摘されはじめた．

Frankland and Lunn（1965）では，2人の実験従事者（グラナリアコクゾウムシの飼育者）に鼻炎，ぜんそくなどの症状を報告した．飼育業務半年の患者に対して，グラナリアコクゾウムシの糞の抽出物を用いた皮膚テストが行われた結果，陽性であったが，小麦，牛乳，花粉，カビの抽出物に対しては陰性であった．この患者が職場を離れると，鼻炎などの症状は出なくなった．これらの事実から，鼻炎などの原因はグラナリアコクゾウムシ由来のアレルゲンにあると考えられた．

別の飼育業務15年の患者は，3年を経過したころから業務中に鼻炎，最後の3年ではせきの症状が現れた．この患者への皮膚テストでは，グラナリアコクゾウムシの糞の抽出物に陽性反応があった．前者の患者と比べて症状は軽く，長く飼育業務を継続できた理由は，つねにマスクを着用し，アレルゲンの曝露量が少なかったからと考えられた．

Lunn（1966）では，せきや息切れの症状をもつイギリスの製粉工場労働者75人に対して，グラナリアコクゾウムシの糞とミックス粉の抽出物を用いた皮膚テストが行われた．患者の57%はグラナリアコクゾウムシの糞に，68%はミックス粉に対して陽性であった．製粉工場労働者に見られる職業性アレルギー症状が，グラナリアコクゾウムシ由来である可能性が示された．

アレルゲン物質　Herling *et al.*（1995）では，グラナリアコクゾウムシ成虫の抽出物に皮膚テストで陽性だったデンマークのパン製造業労働者66人の血清を用いた調査において，免疫学的手法によりアレルゲンとして11種類のタンパク質を特定した．

グラナリアコクゾウムシ由来のアレルゲンにより昆虫飼育者，製粉工場労働者では職業性のアレルギー症状が起こることが認識されてきたが，特定のタンパク質のアミノ酸配列が明らかになった報告はないと思われる．

2）ココクゾウムシ

学　名　*Shitophilus oryzae* LINNAEUS

英　名　rice weevil

形態・生態（口絵2A）　ココクゾウムシはグラナリアコクゾウムシの近縁種であり，その形態と生態は類似している．成虫は体長約2.5 mmで比較的小型で

あり，体色は赤褐色である．胸部背面の点刻は円形であり，鞘翅上には4個の斑紋をもつことが多い．日本では西日本を中心に穀物貯蔵庫などに生息し，成虫は飛翔しないが，海外では飛翔可能な系統が知られている．

アレルゲン性　グラナリアコクゾウムシの部分で紹介した Frankland and Lunn（1965）では，昆虫飼育者は皮膚テストにおいて，ココクゾウムシの抽出物に対しても陽性であった．調査事例は少ないが，ココクゾウムシ由来のアレルギー症状もグラナリアコクゾウムシと同様に存在すると思われる．

Kleine-Tebbe *et al.*（1992）では，ココクゾウムシ成虫の抽出物に対して，屋内アレルギー患者の IgE 抗体に結合した複数のタンパク質が報告された．その分子量は 35〜38，54，67，70，>94 kDa であった．

3）コクゾウムシ

学　名　*Shitophilus zeamais* MOTSCHULSKY

英　名　maize weevil

形態・生態（口絵2B）　コクゾウムシは，グラナリアコクゾウムシやココクゾウムシと近縁種であり，形態と生態は類似しているが，屋外で越冬して穀物倉庫に移動するという点で生活史が異なる．また，ココクゾウムシとの識別が難しいが，雄成虫の交尾器の特徴によって同定できる．

日本に広く分布し，おもに貯蔵穀物倉庫や精米工場の害虫である．しかし，西日本では春に野外の麦穂や白い花に飛来する現象が知られ，これらは屋外で越冬を終えた成虫と考えられている．また，最近では，関東地方でも春や夏に屋外に設置したトラップに成虫が捕獲されており（宮ノ下・佐野，2016），屋外の発生源の存在が示唆された．近年，集合フェロモントラップが市販され，穀物倉庫や精米工場のモニタリングに使用可能である．

アレルゲン性　日本では昔から米の害虫として知られてきたが，アレルゲンに関する研究は見当たらない．上述した Frankland and Lunn（1965）では，昆虫飼育者は皮膚テストにおいて，コクゾウムシの抽出物に対しても陽性を示した．コクゾウムシ類の3種は，生物学的に近縁な貯蔵穀物害虫であり，昆虫飼育者，穀物倉庫や精米工場の労働者，パン製造労働者の勤務する環境では職業性アレルギーの共通したアレルゲンとなる可能性が高い．これら3種の中で，日本ではもっとも発生頻度と量の高いコクゾウムシは，日本人の潜在的なアレルゲンとして注意を要する．

6.1.2　ゴミムシダマシ科 Tenebrionidae

1）チャイロコメノゴミムシダマシ

学　名　*Tenebrio molitor* LINNAEUS

英　名　yellow mealworm

形態・生態（口絵 2D〜F）　貯蔵穀物の害虫としては大型の種で，成虫の体長は約 16 mm，体は暗褐色で光沢がある．幼虫は全体が筒形で茶褐色の光沢のある硬い皮膚でおおわれ，15 回ほど脱皮して，十分に発育すると約 32 mm になる．年 1 回の発生で幼虫の発育期間は 3 か月〜2 年であり（餌や温度で大きく異なる），幼虫で越冬する．雑食性で腐敗した穀物粉や昆虫の死骸なども食べると考えられる．

ヨーロッパ原産の世界共通種であり，穀物倉庫などで発生するが，発生数は少なく，大きな被害を与えることはない．日本では穀物倉庫や精米工場などの現場で発見された報告はなく，ミールワームとよばれる幼虫が小動物の生きた餌（ペットフード）として市販され，広く知られている．

アレルゲン性　チャイロコメノゴミムシダマシの幼虫（ミールワーム）は，釣り餌や小動物のペットフードとして大量生産され商品となっている．この大量生産にかかわる労働者，ミールワームを餌として用いる動物飼育者，釣り愛好家にアレルギー症状が報告された．穀物貯蔵庫や製粉工場の労働者でのアレルゲンとしての報告がないのは，これらの現場での発生量が少ないからと考えられる．

Bernstein *et al.*（1983）では，釣り餌に使うミールワーム生産にかかわる労働者の 5 人の内，4 人がミールワームの抽出物に対して皮膚テストで陽性であり，喘息や鼻炎の症状が確認された．小麦ふすまの抽出物に対するテストは 5 人すべてが陰性であった．とくにアレルギー症状が現れた勤務 5 年の 2 人の労働者では，ミールワーム抽出物に特異的に結合する IgE 抗体の結合率が高かった．

Schroeckenstein *et al.*（1990）では，ミールワームを餌として動物に与えていた飼育者が鼻炎の症状を発病したが，一般的な 9 種類のアレルゲン検査ではすべて陰性であった．そこで，チャイロコメノゴミムシダマシの幼虫，蛹，成虫，小麦ふすま，幼虫を 2 週間および 4 週間飼育した小麦ふすまの 6 種類の抽出物を用いて皮膚テストを行った結果，小麦ふすまを除いたものすべてに陽性を示した．また，各発育ステージの抽出物において，患者の IgE 抗体の結合するタンパク質のパターンが異なっていた．

Siracusa *et al.*（1994）では，鼻炎の症状をもつ釣り愛好家の 11 人に対するミ

ールワームの抽出物を用いた皮膚テストでは，3人が陽性を示した．また，いずれも釣り餌として知られるハチミツガ幼虫 *Galleria mellonella* に1人，キンバエ幼虫 *Lucilia caesar* に9人が陽性を示し，複数の種類に陽性を示す場合もあった．

　日本の穀物貯蔵庫や製粉工場では近縁種のコメノゴミムシダマシ *Tenebrio obscurus* FABRICUS の発生が知られている．チャイロコメノゴミムシダマシと同様のアレルゲンとなる可能性があるが，その発生量は少なく問題になりにくいと思われる．

　食用昆虫としてのアレルゲン　食用昆虫は，近年になり人間のための動物性タンパク質の新しい供給源として注目されている．ミールワームは食用昆虫の有力な候補であり，粉末にして利用するなどの試みがある．食用として一般化を検討するにあたり，アレルゲンとしてのリスクを評価する研究も行われている．

　Verheckx *et al.*（2014）では，室内塵性ダニ（ヤケヒョウヒダニ）と甲殻類にアレルギー症状を示す7人の患者の内6人の IgE 抗体は，ミールワームの抽出物に結合した．そこで，液体クロマトグラフィー質量分析法によりミールワーム抽出液に含まれるタンパク質を同定した結果，アルギニンキナーゼとトロポミオシンがおもなアレルゲンとして同定された．そのほかのアレルゲンとして，トリプシン，α-アミラーゼ，α-チューブリン，アクチンなどの存在が示された．ミールワーム由来の複数のトロポミオシンのアミノ酸配列の相同性は，ほかに知られている無脊椎動物のそれと比較して60〜85％であった．これらの結果は，室内塵性ダニ類や甲殻類のアレルギー患者は，ミールワームのタンパク質を含んだ食品を食した場合に，アレルギー症状が起こる可能性を示している．

　van Broekhoven *et al.*（2016）では，ミールワームの食用を想定して，加工処理後のタンパク質を用いてアレルギー患者（ダニおよび甲殻類）の IgE 抗体との結合を評価した．具体的には，ミールワームを煮沸（熱湯5分間）・フライ（植物オイル180℃で5分）・凍結乾燥（−50℃・圧力150 Pa）の処理の後，プロテアーゼ処理を行うことで人間の消化作用を模した．これらの分析の結果，熱処理などを行うとアレルギー患者の IgE 抗体との結合は弱くなるが，消失することはなく，アレルゲンとして作用する可能性を示した．

　また，食用昆虫の候補としてガイマイゴミムシダマシ *Aiphitobius diaperinus*，ツヤケシオオゴミムシダマシ *Zophobas atratus* についても同様に試験を行い，アレルゲンとなる可能性を示した．

2）ヒラタコクヌストモドキ

学　名　*Tribolium confusum* JACQUELIN DU VAL

英　名　confused flour beetle

形態・生態（図 6.2）　日本の麦類の製粉工場では主要な食品害虫であり，穀粒を直接加害するのではなく穀物粉を好んで加害し繁殖する．成虫の体長は 3〜4 mm で，体は楕円形で平たく，赤褐色でやや光沢がある．幼虫の体長は 6 mm 前後で，体は円筒形で尾端に 2 本の突起を有し，黄褐色である．年に 1〜3 回の発生で，25℃では卵から成虫まで 50 日前後であり，成虫および幼虫で越冬する．成虫は飛翔しない．成虫の触角先端の 3 節が先端に向かって徐々に太くなることで，近縁種のコクヌストモドキとは区別できる．

アレルゲン性　Rudolph *et al.*（1987）では，喘息や鼻炎のアレルギー患者の 1040 人に対して行われた皮膚テストにより，その 16.5％がヒラタコクヌストモドキの抽出物に対して陽性であった．

　Alanko *et al.*（2000）では，接触性じんましん，鼻炎，目の結膜炎，喘息の症状を示すライ麦パン工場の労働者に対して，ヒラタコクヌストモドキ成虫の抽出物を用いた皮膚テストを行ったところ陽性であった．また，この患者はダニ，カビ，ライ麦粉のアレルゲンに対しては陰性であった．このことから，ヒラタコクヌストモドキ由来のアレルゲンがアレルギー反応を引き起こしたと考えられた．

　上述は海外の事例だが，日本でも小麦粉体を扱う工場での職業性アレルギーの症状は，本種由来のアレルゲンが原因の可能性もある．

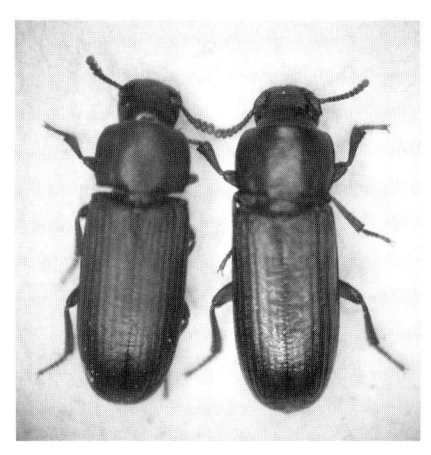

図 6.2　コクヌストモドキ（左）とヒラタコクヌストモドキ（右）の成虫

3）コクヌストモドキ

学　名　*Tribolium castaneum*（HERBST）

英　名　red flour beetle

形態・生態（図 6.2）日本の穀物貯蔵庫や精米所では主要な食品害虫であり，穀粒を直接加害するのではなく穀物粉を好んで加害し繁殖する．成虫の体長は3〜4 mm で，体は楕円形で平たく，赤褐色で近縁種のヒラタコクヌストモドキに比べ光沢がない．幼虫の体長は 6 mm 前後で，体は円筒形で尾端に 2 本の突起を有し，黄褐色である．年に 2〜3 回の発生で，30℃では卵から成虫まで 25 日前後であり，成虫で越冬する（野外の樹皮下で越冬が確認されている）．成虫は飛翔し，家屋のベランダでもフェロモントラップで捕獲できる．新築家屋に大量に飛来する現象が報告されている．成虫の触角先端の 3 節がとくに太くなることで，近縁種のヒラタコクヌストモドキとは区別できる．

アレルゲン性　コクヌストモドキがアレルゲンとして研究された報告はないが，上述したヒラタコクヌストモドキと生物学的に近縁な種類であり，穀物粉体を扱う職業ではアレルゲンとなる可能性がある．

毒性物質ベンゾキノン類の保有　ゴミムシダマシ科のコクヌストモドキ，ヒラタコクヌストモドキ，オオツノコクヌストモドキ *Gnathocerus cornutus*，チャイロコメノゴミムシダマシ，コゴメゴミムシダマシ *Latheticus oryzae* などの各成虫は，ほ乳類に対して毒性および発がん性を示すベンゾキノン類を保持する．これらの成虫がもつキノンの主成分は，2-methyl-1,4-benzoquinone（MBQ）と 2-ethyl-1,4-benzoquinone（EBQ）である．ベンゾキノンに対する雄ラットの半数致死量（LD_{50}）は，165，145，205 mg/kg と報告されており，その毒性は呼吸機能の攪乱作用によると考えられる．

　上記の種の中で，日本においてもっとも食品への被害頻度や，混入頻度が高く，人間の健康に影響する可能性があるのは，コクヌストモドキと思われる．また過去のベンゾキノンに関する研究事例ももっとも多い．コクヌストモドキが発生し，キノンが分泌された小麦粉は，不快臭があり，ピンク色に染まる特徴がある．コクヌストモドキ成虫が保持するベンゾキノン類の量は，研究報告によりばらつきが大きく（10〜71 μg/個体），主要成分の MBQ と EBQ の割合も報告によりさまざまである（表 6.1）．これは分析方法の差や，近年の分析技術の向上が原因と考えられるが，多数の成虫から抽出して平均するため，保持量の個体差が影響したと考えられる．たとえば，ベンゾキノンは，幼虫期間は存在せず，成虫

表6.1 コクヌストモドキ成虫に含まれる2種類のベンゾキノン量とその比率

ベンゾキノン（MBQ+EBQ）含有量（μg/個体）	ベンゾキノン量の比率（%）		文　献
	MBQ	EBQ	
16〜25	10〜20	80〜90	Loconti and Roth（1953）
35	—	—	Ladisch（1966）
43〜71	—	—	Ladisch *et al.*（1967）
10	10〜20	80〜90	兼久（1969）
35〜46	50〜51	49〜50	Wirtz *et al.*（1978）
45〜49	41〜44	56〜59	Unruh *et al.*（1998）

MBQ：2-methyl-1,4-benzoquinone, EBQ：2-ethyl-1,4-benzoquinone

が羽化した後に蓄積がはじまり，40〜50日間は増加し，80日間は維持される．雌成虫はつねに雄よりも保持量が多い．分析に用いた成虫の齢期や性別によって，その検出量は大きな影響を受けた可能性がある．また，キノン保持量の多い系統の存在も報告されており，健康被害のリスクを評価するためには，さらに研究が必要である．

　Hodges *et al.*（1996）では，異なる精米程度の米80gに4ペアのコクヌストモドキ成虫を放し，ベンゾキノン類の蓄積量を16週間調査した．投入以後，時間経過に伴って蓄積量が増加することから，成虫の胸部と腹部にある分泌腺からキノン類が分泌されたと考えられる．玄米ではその分布割合は穀粒に80%，フラス（糞＋食べかす）に20%であったが，95%の精米では同等に分布した．キノン類は脂質が豊富な糠層に吸着すると考えられた．玄米での16週間後の蓄積量はわずか1.0ppmであり，その分泌量は米の精米程度により影響を受けるが，0.0470〜0.0631μg/個体/週と推定された．これらの結果から，論文の著者は，典型的な保管条件と期間において，コクヌストモドキの通常の発生程度では，キノン類の蓄積による健康被害のリスクは低いと考察した．

　コクヌストモドキが実際に分泌するキノン量は保持量に比べてわずかであり，通常の状態であれば，本種が発生した粉体食品中に含まれるのは微量ということであろう．しかし，上記の事例は米であり，小麦の粉体食品を用いたキノン量蓄積について調査が必要と考えられる．

　コクヌストモドキ成虫が保持するキノン類は，生物学的には天敵に対する防御物質（忌避効果）と考えられている．物理的な刺激（たとえば篩でふるうなど）によってもその分泌が促進されることを考えると，貯蔵や輸送などの条件が異なるとキノン類の分泌状況は異なり，食品中への蓄積量にも影響する可能性がある．

　コクヌストモドキが大発生したペットフードを食べたペット犬が死亡したという事例が報告されている．本種の大発生した食品は廃棄したほうがいいと考えられる．

〔宮ノ下明大〕

コラムE　唐辛子製品とノシメマダラメイガ

　ときどき「唐辛子製品には虫はつかないのですか？」と質問を受ける．まずは過去の研究を調べてみた．七味唐辛子にノシメマダラメイガの卵を入れると，まったく育たなかったという報告があった．しかし，香辛料メーカーには，七味唐辛子にはノシメマダラメイガが多数発生することがあると教えてもらった．

　そこで，七味唐辛子の7原料，赤唐辛子，陳皮（ウンシュウミカンの皮），ごま，山椒，けしの実，青のり，麻の実について，それぞれの原料に1齢幼虫を投入してみた．麻の実，ごま，けしの実，陳皮では少数の成虫が羽化し，赤唐辛子，山椒，青のりでは羽化しなかった．幼虫は栄養価の高い種子系原料を餌として発育できるのだ．ところが，発育速度は遅く，羽化率も悪く，害虫とよべるほどの発生があるとは思えなかった．主原料の赤唐辛子で発育しないのだから，虫はつきにくいという結論になる．

　現実には製品から多数の幼虫や成虫が出ることをどう説明すればいいのか．製造元の異なる5種類の七味唐辛子製品を購入し，再試験を試みた．今度は，少量の七味唐辛子に少数の幼虫を投入してみた．結果は5種類すべての製品で高率に成虫が羽化した．さらに，赤唐辛子のみの一味唐辛子製品でも同様の結果であった．幼虫は赤唐辛子で十分に発育できるのだ．

　過去の研究では，30gの赤唐辛子に幼虫を投入したため，唐辛子から揮発する香り成分の濃度が高く，幼虫の死亡や発育遅延を起こしたと考えられた．唐辛子の量を2.5gに減らすことで，香り成分の濃度が低くなり，幼虫が発育し羽化する確率が上がったのだ．唐辛子製品は開封後，しばらく保管して消費されるため，香り成分の濃度は徐々に減少して，幼虫の発育に十分な状態へ変化する．そこで幼虫の侵入があれば，害虫として認識される発生数となる．赤唐辛子の香り成分の正体は複数のテルペン類であり，昔から昆虫への殺虫や忌避効果が報告されている．

　分析の結果，唐辛子製品の香り成分の量には，製品ごとにかなりのばらつきが存在した．先の質問には，「唐辛子製品には，虫のつきやすいもの，つきにくいものがある」と，歯切れ悪く答えるしかない．

〔宮ノ下明大〕

第 7 章
衣類を加害する害虫

7.1 カツオブシムシ類

分　類　コウチュウ目（鞘翅目）Coleoptera，カブトムシ亜目，カツオブシムシ科

　小型の甲虫で，体形は円形か楕円形．体色は黒色から褐色．触角は短く，先端は球桿状をしている．翅は発達しよく飛ぶ．幼虫は体表に長い剛毛をもつ．食性は広く，干し肉，獣毛，干し魚などの乾燥した動物製品や，乾燥した貯穀類を食する．世界で45属，約850種が知られ，日本では約20種が記録されている．本科にはその食性上重要な食品害虫が多く含まれる．

7.1.1　ヒメカツオブシムシ（図7.1）
学　名　*Attagenus unicolor japonicus* REITTER［DERMESTIDAE］
英　名　black carpet beetle, pitchy carpet beetle
分　類　ヒメカツオブシムシ亜科ヒメカツオブシムシ属

形態・生態　成虫の体長 2.8～5.3 mm．体色は黒色から黒褐色．長楕円形．斑紋はない．触角末端3節は球桿をなす．老熟幼虫の体長9 mm内外．赤褐色ないし茶褐色で円筒形．全身に褐色の毛を密生し，腹部末端には数十本の長い褐色毛の束を有する（図7.2）．蛹は約 5.5 mm．淡黄色で紡錘形．全国に普通に見られ，世界でも普通種．

　年1回発生．幼虫で越冬し，翌年4～5月に蛹化し成虫は5～6月に出現する．成虫の寿命は約1か月．雌は暗所を好んで産卵し，生涯に40～90の卵を食餌物の間に産み付ける．卵は10～18日で孵化し，幼虫は7～9回脱皮を繰り返し成長する．幼虫は広食性で，動物性乾燥食品，毛皮，毛織物，絨毯，生糸，剥製，動

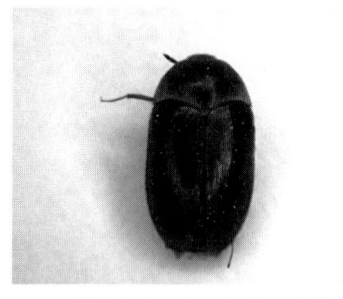

図7.1　ヒメカツオブシムシ成虫

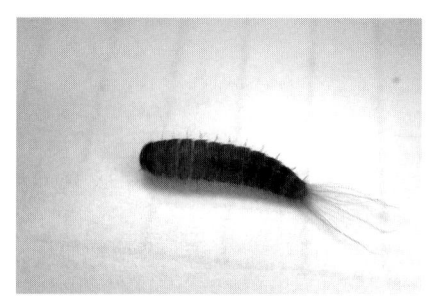

図7.2　ヒメカツオブシムシ幼虫

物の死骸など，また，植物性のものでは，さまざまな種子，豆，穀粒，穀粉，貯蔵タバコなどを食べる．しかし，植物性食餌のみでは生育を完了できない．幼虫のかじる力は強く，樹脂でできた包装品に穿孔し侵入する．幼虫期間は300日前後．成虫は約10日間で産卵を終える．羽化後から大体この期間は負の走光性をもっているが，後に正に転換して屋外に飛び出し，マーガレット，キク，デイジーなどの白花系の花に集まり，花蜜や花粉を食するようになる．野外ではスズメなどの鳥の巣で幼虫が発見されている．

7.1.2　ヒメマルカツオブシムシ（図7.3）

学　名　*Anthrenus*（*Nathrenus*）*verbasci*（LINNAEUS, 1767）

英　名　varied carpet beetle, variegated carpet beetle, buffalo carpet beetle

分　類　マルカツオブシムシ亜科マルカツオブシムシ属

形態・生態　成虫の体長1.7～3.2 mm．卵円形．体色は濃赤褐色，黒色，白色の鱗片が全体をおおうことにより斑紋を現すが，この斑紋には変化があって一定ではない．触角は11節で先端3節が球桿状となる．♂♀の差はあまりない．老熟幼虫の体長4 mm内外．細長いだるま形で灰褐色．体全体は短い剛毛におおわれ，腹端に長毛の束が出る（図7.4）．危険を感じると毛束を扇のように開く．蛹は約3～3.5 mmで淡黄色の鈍紡錘形．全国に普通に見られ，世界でも普通種．

　年1回発生．幼虫で越冬し，翌年3～4月に蛹化し成虫は4～5月に出現する．成虫は羽化後4～8日間そのまま幼虫の脱皮殻内に留まる．約10日後に交尾を行い，交尾後4～7日後に産卵する．通常この期間は摂食しない．未交尾の♀は産卵しない．成虫の寿命は1～2か月．雌は生涯に20～100個，通常は30～60の卵をセメント様物質で固着させる．卵期間は温度によって変化し，18.3℃で30～

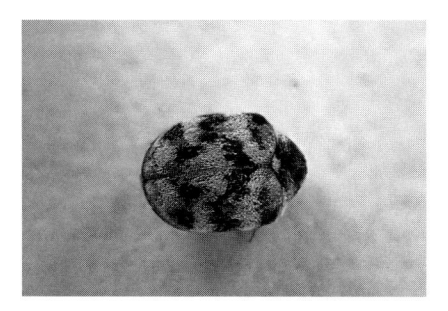

図7.3 ヒメマルカツオブシムシ成虫

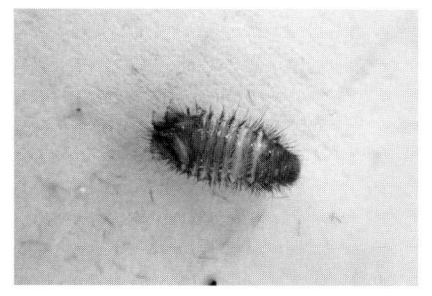

図7.4 ヒメマルカツオブシムシ幼虫

35 日，23.8℃で 14〜17 日，29.4℃で 10〜12 日．通常は 25 日前後．湿度が非常に高いと孵化が妨げられる．幼虫の齢数は変化が多く，5〜16 齢で通常は 6〜8 齢である．齢数と幼虫期間は温湿度と食餌の質と量に左右される．幼虫期間は約 300 日で条件が悪いと 600 日以上を要する場合もある．幼虫で越冬する．蛹は終齢幼虫の脱皮殻の中に留まる．蛹の期間は 20〜30 日．幼虫は広食性で，羊毛のカーペットや衣類，絹織物，毛皮，羽毛，毛髪，飾り物の角，剝製，カイコのマユ，乾魚などのほか，とくに昆虫標本に対する加害も激しく，標本箱の貴重な標本が全滅することがある．また，コショウ，トウガラシ，生薬，穀類，種子などの植物質の食品も加害し，これだけでも生育を完了できるところが本科のほかの種と異なる特徴である．成虫は約 10 日間で産卵を終える．羽化後からこの期間は負の走光性をもっているが，後に正に転換して屋外に飛び出し，マーガレット，ヒメジオン，コデマリ，キク，ニンジン，アブラナなど多くの花に集まり，花蜜や花粉を食するようになる．野外ではスズメなどの鳥の巣やハチの巣に生息している．ガ類の卵塊などを食っていることもある．

7.1.3 アレルゲン性

カツオブシムシ科に由来するアレルゲンは，日本ではほとんど知られていない．しかし，国外では古くから報告されており（The Pennsylvania State University, 2015；Baldo and Panzani, 1988），症状は激しい痒み，搔痒，丘疹などの皮膚症状，喘息などの呼吸器症状や鼻炎などの粘膜症状が見られる．原因は幼虫に見られる長短毛で，脱皮や死骸などから脱落して空気の流れとともに舞い上がり，空中に漂うことから吸引される．長期間曝露されることにより発症し，症状は冬季に発生し季節性が高いことが報告されている（İgde, 2009）．〔小松謙之〕

7.2　イ　ガ　類

分　類　チョウ目（鱗翅目）Lepidoptera，ヒロズコガ科 Tineidae
英　名　clothes moth

7.2.1　イ　　ガ

学　名　*Tinea translucens* MEYRICK, 1917
英　名　case-bearing clothes moth（図 7.5）

　形態・生態　本種は以前，日本では *Tinea pellionella* LINNAEUS, 1758 とされ
ていたが，Robinson (1979) によって *T. pellionella* と異なることが明らかにされ，
T. translucens に変更された．*T. pellionella* はヨーロッパ各地，中国，モンゴ
ル，オーストラリア，北米に分布するが，日本からは発見されていない．和名に
ついては，日本に *T. pellionella* が生息していないことから，従来通りイガが用い
られているが，*T. pellionella* やそのほかの近縁種の分布には注意が必要である．
　成虫は体長約 5 mm，開張 9～16 mm，前翅は細長く淡灰褐色で，3 個の黒色
斑紋がある．幼虫は細長い円筒形で老熟すると体長約 6 mm，頭部は光沢のある
漆黒色，胴部は淡黄色を帯びた白色である．繊維をかみ切って綴り合せ，筒形の
細長い鞘（巣）を作り，羽化までこの巣の中で生活し，巣ごと行動する（図 7.6）.
　本種は幼虫で越冬し，春から夏にかけて越冬世代が羽化し，その後秋までに
1～2 回世代を繰り返す（年 2～3 世代）．野外では鳥の巣に生息している．1 世代
に要する期間は，25℃，湿度 75％条件で約 55 日であり，温湿度条件のよい室内

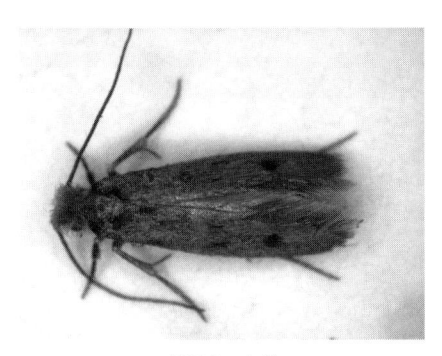

図 7.5　イガ

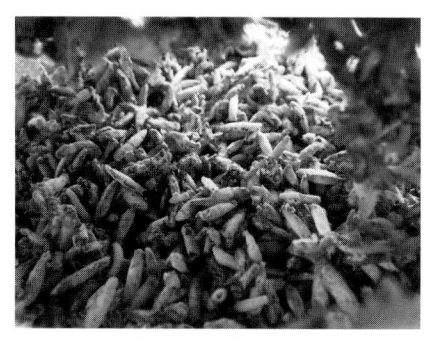

図 7.6　イガ幼虫の巣

では年 6 回程度，世代を繰り返すことが可能である．幼虫の発育は個体変異が大きく，30℃，湿度 75% の条件では，雌雄ともに 4〜7 齢型，20℃ では 6〜10 齢型が見られる．齢期が多くなるにしたがって発育日数も長くなる．

　幼虫・成虫ともに暗所を好む習性がある．成虫は羽化後ただちに交尾を行い，12 時間以内に産卵を始める．成虫は繊維の隙間などの暗い場所に卵を産み付ける．1 雌の産卵数は 40〜60 粒である．雄雌ともに飛翔能力がある．幼虫は孵化後まもなく餌を食べはじめ，1〜2 日経過すると自ら吐糸した糸を食べかすにからませて筒状巣を作る．1 齢幼虫が孵化後すぐに巣を作る *T. pellionella* と比べて，すぐに巣を作らない *T. translucens* は自由により狭い隙間に入り込める可能性が指摘されている．また，この筒状巣は両側開口しているので，幼虫は巣の中で体を回転させて，いずれからも食害する．幼虫の食性は動物性で，植物性物質も摂食するが成育できない．

　アレルゲン性　イガはコイガ（後述）とともに，衣類・絨毯類，毛皮・羽毛・ブラシ類，動物標本，魚粉・鰹節などの害虫として知られている．

　ガ類は鼻炎および気管支喘息のアレルゲンとなることがよく知られている（木野，1977）．

7.2.2　コ イ ガ

　学　名　*Tineola bisselliella*（HUMMEL, 1823）

　英　名　webbing clothes moth（図 7.7）

　形態・生態　コイガは，イガと同じくヒロズコガ科のガである．成虫の体長 6〜8 mm，開張 9〜12 mm，淡橙色で金属光沢がある．イガのような黒色斑紋は

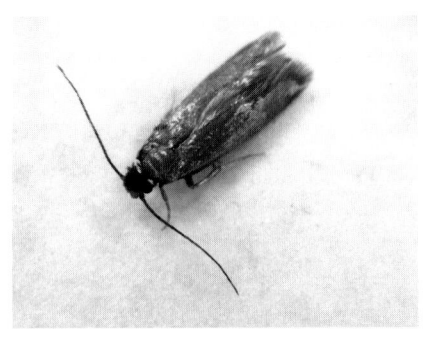

図7.7　コイガ

ない．和名はコイガであるが，必ずしもイガよりも小さいとは限らない．幼虫は細長い円筒形，体長約6 mm．トンネル状の巣を作りその中で生活する．イガのように巣ごと移動することはない．

本種は幼虫で越冬し，5月ごろに越冬世代が羽化し，その後秋までに2〜3回世代を繰り返す（年3〜4世代）．イガのように鳥の巣に生息していることはまれなようである．1世代に要する期間は，25℃，湿度75%条件で約42日であり，温湿度条件の良い室内では年8回程度，世代を繰り返すことが可能である．

幼虫・成虫ともに暗所を好む習性がある．成虫は繊維の隙間などの暗い場所に卵を産み付ける．1雌の産卵数は70〜100粒である．雄は飛翔能力があるが，雌は低下している．孵化幼虫は1〜2日経過すると自ら吐糸した糸を食べかすや排泄物にからませてトンネル状の巣を作る．巣は固定されており，イガのような可携巣ではない．コイガ幼虫の食性はイガよりも広く，動物性・植物性いずれの食物でも成育できる．

アレルゲン性　コイガが気管支喘息のアレルゲンとなることは Urbach and Gottlieb（1941）によってはじめて報告されている．この報告はガ類がアレルゲンとなる初報告でもある．コイガアレルゲンはそれまでの昆虫アレルゲンと異なり，職業に依存せず，季節性がないことが特徴として挙げられている．これは，コイガが条件の良い室内では通年して発生する可能性があることが原因と考えられる．　　　　　　　　　　　　　　　　　　　　　　　　　　　　〔木村悟朗〕

第 8 章
アレルゲン害虫の対策法

8.1 IPM による対策

8.1.1 IPM の考え方

1980 年代以降の日本の住宅は，夏季の高温多湿な気候を凌ぐための「夏型の住宅形態」から冬の寒さを防ぐことを重視した「冬型の住宅形態」へと変化した．高断熱高気密住宅になり，その結果として年間を通して室内の寒暖差を縮めることに成功し，居住者の快適性が高まった．その一方で，家住性昆虫や室内塵性ダニ類にも快適な繁殖環境を提供したといえよう．害虫の対策として殺虫剤が広く使われてきたが，ヒトの健康や環境保全への悪影響が社会的に認知されたことに伴って，農業分野では 50 年以上の歴史がある総合的有害生物管理（Integrated Pest Management：IPM）が室内環境でも応用されるようになった（川上・杉山, 2009）．室内環境を対象とした IPM は「生物的防除法」,「化学的防除法」,「物理的・機械的防除法」,「環境・建築構造的防除法」を組み合わせた総合的な有害生物対策法である．その目的は，有害種の発生密度を経済的損害が生じる水準以下のレベルに維持管理することである（川上, 2012）．

IPM を実践するための考え方は，以下の 6 項目が挙げられる（室内環境学会, 2010）．

①環境に配慮して実施する.

②調査を重視し，調査に基づいた対策手順を立案して実施する.

③維持管理基準を設定し，対策目標以下に管理する.

④薬剤の使用だけに頼らず，環境整備など総合的な手段を講じる.

⑤成果のデータを検討し，関係者の相互理解の下に継続的に実施する.

⑥継続的に実施するために，専門知識と技術の向上に努める.

8.1.2　IPM の実践

IPM の実践プログラムとしては，現場の状況に則した化学的防除法（薬剤の知識と適正な使用）と物理的・機械的防除法の習得，調査や検査技術の習得，環境・建築構造の改善・修理や維持管理の実践，保存品（文化財など）の修復と維持管理の実践，適正な廃棄物管理の実践，職員の教育研修会の開催などが挙げられる．逆説的に述べるならば，「IPM ではない対策法」とは，「害虫の発生の有無とは関係なく，調査や検査をすることもなく，殺虫剤を適当に処理する方法」である．図8.1に美術館などの公共施設やオフィスビルの害虫対策を目的とした場合の IPM の手順を示す．また，表8.1に問題点を明確にして，実践するためのチェックリストの一例を示す．モニタリング用の捕獲トラップとして，用途別のフェロモントラップ（図8.2），および歩行性害虫用のさまざまなサイズの粘

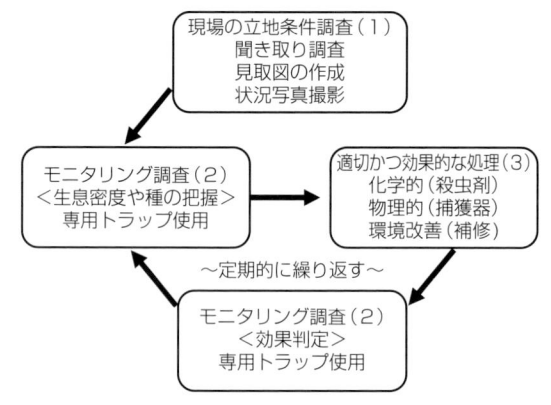

図8.1　害虫対策のための IPM の手順

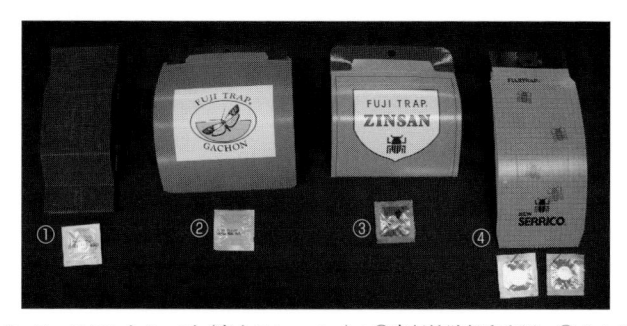

図8.2　フェロモントラップ（富士フレーバー）：①歩行性貯穀害虫用，②メイガ用，③ジンサンシバンムシ用，④タバコシバンムシ用

表8.1　公共施設で昆虫を対象とした IPM を実践するためのチェックリストの一例

場　所	チェック項目	○実行済 △検討課題 ×実行困難
出入口	①ドアが昆虫や塵埃が侵入しにくい2重構造になっている. ②来館者の靴底の泥汚れを除去する工夫がされている. ③昆虫の侵入をモニタリングするトラップを常設している. ④出入口とその周辺の塵埃を毎日清掃除去している.	〔　　　〕 〔　　　〕 〔　　　〕 〔　　　〕
通　路	①不要なダンボール箱などが置かれていない. ②ペアガラスなど窓や非常口が結露しない工夫がされている. ③非常口付近に昆虫モニタリングトラップを常設している. ④業務用リフトやエレベーターの塵埃を清掃除去している. ⑤窓の桟に昆虫の死骸が貯留していないか点検し, 清掃している.	〔　　　〕 〔　　　〕 〔　　　〕 〔　　　〕 〔　　　〕
室　内	①掃除がしやすいように, つねに整理整頓されている. ②排気口からアレルゲンを排出しない掃除機を使用している. ③飛来侵入した害虫を捕獲するライトトラップを常設している. ④空調機の吹き出し口からの送風が適正に循環するように調整してある. ⑤パーティションの上の塵埃を定期的に清掃している. ⑥床のコーナー部の塵埃を定期的に清掃している. ⑦温湿度を設置して, 高湿度にならないように調整している.	〔　　　〕 〔　　　〕 〔　　　〕 〔　　　〕 〔　　　〕 〔　　　〕 〔　　　〕
資料室	①土足厳禁にしている. ②ドアの前に防塵シートが設置してある. ③業務用の除湿機が設置してある. ④高性能 HEPA フィルター付空気清浄機が設置してある. ⑤数か所に温湿度計を常設し, 局所的な高低差がないように温度・湿度管理を行っている. ⑥不要書類の廃棄と整理整頓を定期的に実施している. ⑦保管中の書籍や資料に昆虫やカビによる被害がないか定期的に点検している.	〔　　　〕 〔　　　〕 〔　　　〕 〔　　　〕 〔　　　〕 〔　　　〕 〔　　　〕

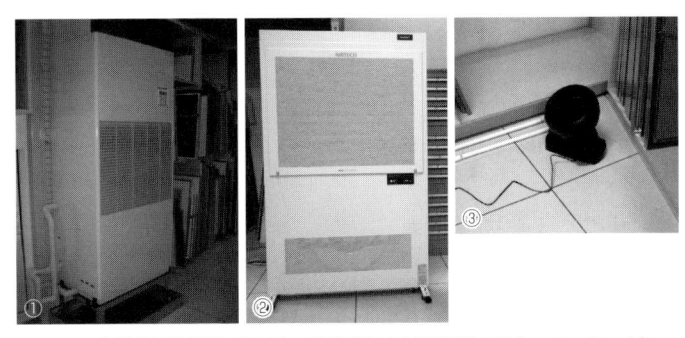

図8.3　①業務用除湿機（日立）, ②業務用空気清浄機（日本エアーテック）,
③サーキュレーター（ハネウェル）

着トラップが市販されているので，目的に合わせて使用する．調査場所の面積を
考慮して捕獲トラップの配置個数を決め，1個あたりに1日に捕獲された個体数
を算出して，捕獲指数として定め，処理の前後で比較することによって効果判定
の目安とするとよい．とくに，公共施設においては温湿度の管理と空中浮遊物
（ダニの糞，昆虫の乾燥微細片，カビ胞子など）の除去がIPMを実践する上で重
要なため，業務用の除湿機や空気清浄機を設置し，サーキュレーターで空気を循
環させると効果的である．この場合，温度20℃±2℃，湿度50% R.H.±5%を
目安にするとよい（図8.3）.　　　　　　　　　　　　　　　　　　　〔川上裕司〕

8.2　化学的対策（殺虫剤）

　化学的対策（化学的防除）とは，殺虫剤，殺鼠剤，忌避剤などの薬剤を用いる
対策である．環境的防除や物理的防除を徹底しても，害虫の生息を完全に防ぐこ
とは難しいことが多い．したがって，大量に発生している場合や緊急性がある場
合には，化学的防除が選択されることがある（表8.2）.　薬剤は安価で，簡便に
使用でき，効果も早く現れるので，安易に使用される傾向がある．このようなこ
とから，2002年（平成15年）に改正された建築物における衛生的環境の確保に
関する法律（以下，建築物衛生法）では，ねずみなどの防除方法などが見直さ
れ，IPMの要素が加えられている．さらに，第四条の五2二に「ねずみ等の防除
のため殺そ剤又は殺虫剤を使用する場合は，薬事法（昭和三十五年法律第百四十
五号）第十四条又は第十九条の二の規定による承認を受けた医薬品又は医薬部外
品を用いること」とあり，建築物内で使用できる薬剤が明記された．建築物衛生

表8.2　各防除の特徴（害虫防除業中央協議会検討作業部会（2018）
を改変して引用）

	環境的防除	物理的防除	化学的防除
役割	原因療法的	対症療法的	対症療法的
予防効果	大きい	少ない	少ない
簡便さ	日常努力	簡便	簡便
防除効率	遅効的	悪い	良い
経済負担	ややあり	少ない	少ない
環境影響	なし	なし	ややあり
反作用	なし	学習あり	抵抗性あり
生態知識	必要	必要	やや必要

表 8.3 殺虫剤の関連省庁と関連法律（森岡（2014）を改変して引用）

分　類	用　途	対象害虫	関係省庁	関連法律など
医薬品・ 防除用医薬部外品	防疫用 家庭用	衛生害虫	厚生労働省	医薬品医療機器等法
動物用医薬品・ 動物用医薬部外品	家畜・ペット用	動物外部寄生虫	農林水産省	医薬品医療機器等法
農薬	植物防疫用	農業害虫	農林水産省	農薬取締法
そのほかの 化学薬品	生活害虫用	不快害虫・衣類 害虫	経済産業省 （厚生労働省）	化審法 生活害虫防除剤協議会の 自主基準
	木材害虫用	木材害虫	経済産業省 （国土交通省）	化審法 日本シロアリ対策協議会 日本木材保存協会の自主 規制

法において防除を行う動物は，第四条の四に「令第二条第三号の厚生労働省令で定める動物は，ねずみ，昆虫その他の人の健康を損なう事態を生じさせるおそれのある動物（以下「ねずみ等」という）とする」とあり，いわゆる，医薬品医療機器等法上の衛生害虫である（表8.3）.

　衛生害虫とは，人体に衛生上の害を与える昆虫群のことである．定義は単純明快であるが，現実にはしばしば混乱が見られる．緒方ほか（1985）は，衛生害虫を媒介害虫，有害害虫，および不快害虫に分類整理し，次のように定義した．媒介害虫とは，文字どおり疾病を媒介する狭義の（これまでの）衛生害虫である．有害害虫は，疾病を媒介しないが，吸血と皮膚炎を起こすとか具体的な衛生上の害を与える害虫である．不快害虫とは，心理的・精神的に不快感・不潔感を与える害虫である．これは非常に明快な整理であるが，現在でも衛生害虫と媒介害虫は同義で使用されることがしばしばある.

　衛生害虫は医薬品，医療機器等の品質，有効性及び安全性の確保等に関する法律（以下，医薬品医療機器等法という）とのかかわりで定義付けする場合もある．防疫用殺虫剤は医薬品医療機器等法の承認，許可を得た医薬品および医薬部外品である．防疫用殺虫剤は感染症を媒介する衛生害虫，具体的にはハエ，カ，ゴキブリ，ノミ，シラミ，トコジラミ，イエダニ，室内塵性ダニ，およびマダニを防除するために使用される殺虫剤である．これが，現在まで衛生害虫と媒介害虫が同義で使用される最大の要因と思われる．一方，不快害虫用の殺虫剤は化成品となり，関連する法律が異なる．しかしながら，建物内には有害害虫や不快害

虫も多く，実際には広義の衛生害虫が防除対象である．

8.2.1　殺虫剤の有効成分

有機リン系殺虫剤　アセチルコリンエステラーゼは神経伝達を終了したアセチルコリン（神経伝達物質）を分解するはたらきをもつ酵素であり，有機リン系殺虫剤の作用機構はアセチルコリンエステラーゼのはたらきを阻害する．通常，アセチルコリンは役目を終えた後にアセチルコリンエステラーゼによって速やかに除去され，伝達を受けた細胞の興奮も終了するが，有機リン系殺虫剤によって酵素のはたらきが阻害されると，アセチルコリン受容体の周辺にアセチルコリンが蓄積し，神経が異常興奮を起こして殺虫活性が発現する．

ピレスロイド系殺虫剤　除虫菊（シロバナムシヨケギク）に含まれる天然殺虫成分（ピレトリン）およびこれに類似した構造を有する化合物群の総称である．ピレスロイド系殺虫剤によってナトリウムチャネルのはたらきが攪乱されると，神経細胞に刺激を与え続けることになり，その結果，異常興奮を起こして殺虫活性が発現する．ピレスロイド系殺虫剤の特徴は速効性が高いこと（ほかの化合物群では見られない超速効性，ノックダウン効果），広範囲の害虫に有効であること，人畜に対する安全性が高いこと，一方で魚毒性が強いこと，追い出し効果（フラッシングアウト効果）を有すること，忌避性があることなどが挙げられる．ピレスロイド系殺虫剤では，ノックダウン症状発現後に蘇生が見られることがある．

カーバメート系殺虫剤　カラバー豆に含まれる天然殺虫成分（フィゾスティグミン）に類似した構造を有する化合物群の総称である．カーバメート系殺虫剤の作用機構は有機リン系殺虫剤と同様に，アセチルコリンエステラーゼを阻害する．有機リン系殺虫剤の場合は，昆虫のマヒ状態からの回復はあまり見られないのに対し，カーバメート系殺虫剤では蘇生が見られる場合がある．

ネオニコチノイド系殺虫剤　ネオニコチノイド系殺虫剤はニコチン性アセチルコリン受容体のアゴニスト（作動薬）として作用し殺虫活性が発現する．ネオニコチノイド系殺虫剤はニコチンとは異なり，ほ乳類に対する毒性は比較的低く，魚毒性も低い化合物群である．

フェニルピラゾール系殺虫剤　フェニル複素環を有する化合物群で，その作用機構はおもにGABA（γ-アミノ酪酸）受容体にアンタゴニスト（拮抗薬）として作用することで，抑制性の神経伝達が阻害され，殺虫活性が発現すると考えられている．

　オキサジアジン系殺虫剤　オキサジアジン環を有する化合物群で，その作用機構はナトリウムイオン電流を遮断する．昆虫に対する高い選択毒性を有する．

　昆虫成長制御剤　昆虫成長制御剤（insect growth regulator：IGR）は昆虫の脱皮や産卵といった昆虫の成長に作用し，個体を死に至らしめたり，個体群の増殖を抑制したりする化合物群の総称である．昆虫成長制御剤にはその作用の違いから幼若ホルモン活性物質，キチン合成阻害剤などがある．これらは昆虫に特有な成長過程に作用することから，ほ乳類に対して低毒性である．一方，遅効的に作用すること，特定のステージのみに作用することから用途を考慮して使用する必要がある．

8.2.2　剤　　　型

　殺虫剤はそれぞれの対象害虫，適用場面に応じて製剤化される．おもな製剤は以下のとおり．

　粉　　剤　有効成分を鉱物質微粉末（タルクやホワイトカーボンなど）に混合した製剤．そのまま使用する．おもに発生源対策に用いられる．

　粒　　剤　粒剤は散布時の飛散が少なく，的確な散布が可能．崩壊性のものと非崩壊性のものがある．そのまま使用する．おもに発生源対策に用いられる．

　エアゾール剤　有効成分を含む製剤原液と噴射剤（液化石油ガスなど）からなる製剤．空間噴霧用，直撃用，残留処理用などがある．

　蒸散型製剤　樹脂蒸散剤，加熱蒸散剤，燻煙剤，そのほか家庭用殺虫剤の製剤として各種蚊取り製剤などがある．

　食毒剤（ベイト剤）　対象害虫が好む餌に有効成分を混入させた製剤．ゴキブリ用，シロアリ用，アリ用，イエバエ用，不快害虫用などがある．

　乳剤・水性乳剤　乳剤は有効成分をケロシンなどに溶解させ，界面活性剤を加えた製剤．水で希釈して使用する．乳剤自体は可燃性液体だが，水で希釈するため，油剤よりも使用場面での安全性が高い．水性乳剤は有効成分を界面活性剤などで水中に可溶化させ，乳剤よりもさらに安全性を高めた製剤．いずれも成虫対策，発生源対策に用いられる．

　マイクロカプセル剤　放出制御製剤．有効成分を高分子などで被覆し，懸濁剤にした製剤．水で希釈して使用する．　　　　　　　　　　　　〔木村悟朗〕

8.3　物理的対策（捕獲トラップ）

　物理的対策とは，殺虫剤や忌避剤などの化学物質を使わない防除方法である．代表的な方法の 1 つとして害虫が侵入してくる隙間や開口部の遮断，遮断できない大きな開口部には防虫カーテンやエアカーテンなどを設置する．光に誘引され集まってくる飛翔昆虫を対象に，光が漏れるガラス面や光源に，防虫フィルムや低誘虫性の光源などの防虫用品を使用する．もう 1 つの方法として，内部に侵入・生息している害虫に対しては，捕獲して駆除する捕獲トラップが一般的である．しかし，飲食店，食品工場のような大規模食品製造施設では，化学的対策に比べると捕獲だけによる防虫効率に限界があるため，生息調査目的で使用されることが多い．トラップは対象害虫によってさまざまなタイプがあるが，本書に掲載されている害虫の中には専用のトラップがない害虫もある．しかし，もっともよく使われる粘着式のトラップは，置く場所によりさまざまな生物を捕獲することができる．

8.3.1　粘着式トラップ

　粘着剤に使用されるポリブデンは，石油から精製された合成系炭化水素化合物で，合成反応の条件によって幅広い粘度の製品が製造可能である．そのため粘度の調整により，ネズミなどの大型動物でも逃げないような粘りや，垂直面に塗布しても垂れないような固さ，寒い場所では軟らかく，暖かい場所では逆に軟らかくなり過ぎないような合成など，用途によって多様なポリブデンが存在している．その捕獲対象動物用に調整された粘着剤を対象動物が入りやすい容器に塗布して使用するのが粘着式トラップである．

　1）床置き式粘着トラップ（図8.4）　スティッキートラップなどともよばれ，箱型の底面に粘着剤が塗布してあり，中に侵入した昆虫類は粘着に捕捉され逃げられなくなる仕組みである．一般的にはゴキブリ用が多種販売されているが，中に配置する誘引物を変えることにより，ほかの昆虫を優位に捕獲できることがある．また，誘引されるわけではないが，イガのように目的地が地表にある飛翔性昆虫や室内をたえず飛翔している昆虫は，死亡したときの死骸が落下して付着することで発生がわかる場合もある．以下は捕獲できる動物．

　①徘徊昆虫類：ゴキブリ類，チャタテムシ類，アリ類，シミ類，ハサミムシ

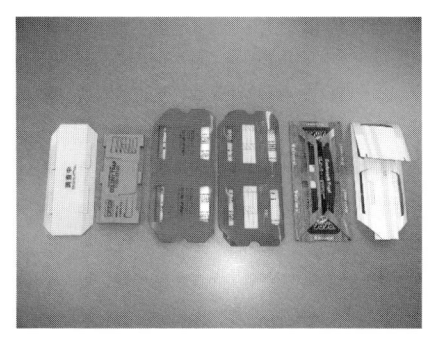

図8.4 ゴキブリ用粘着式トラップ

類，カマドウマ類，ムカデ類，ゲジ，ダンゴムシ，ダニ類など

②飛翔昆虫：チョウバエ類，イガなど

③そのほかの動物：ヤモリ類

2）フェロモントラップ（図8.2）　フェロモンとは，動物および昆虫が体内で生成して，同種のほかの個体を誘引したり，一定の行動を起こさせたりするときに体外に分泌する生物伝達物質である．昆虫には異性を誘引する性フェロモンや，アリの行列などで知られる道標フェロモン，ゴキブリが集合して生息する集合フェロモンなどがある．これらを人工的に合成し誘引源として，粘着剤を塗布した箱型のトラップ内に配置し使用するのがフェロモントラップである．現在販売されているものの多くは性フェロモンを使ったものである．以前は国産の製品が主流であったが，近年海外の製品も国内で流通をはじめ，捕獲対象害虫が増えてきている．農業害虫用の製品も多く開発されているが，本書では，貯穀害虫のみを記した．

①徘徊昆虫類：タバコシバンムシ，ジンサンシバンムシ，コクヌストモドキ，ヒラタコクヌストモドキ，コナナガシンクイ，ノコギリヒラタムシ，ヒメアカカツオブシムシ，カクムネチビヒラタムシ（カクムネヒラタムシ），コクゾウムシ，ヒメマルカツオブシムシ

②飛翔昆虫：ノシメマダラメイガ，チャマダラメイガ，ガイマイツヅリガ，スジコナマダラメイガ，スジマダラメイガ，イガ

3）粘着板（図8.5）　粘着シート，ネズミ捕獲シートなどともよばれる．厚紙に縁をつけて昆虫用の粘着剤より厚めに塗布したネズミ捕獲用のトラップ．本来の目的はネズミを捕獲することだが，粘着面が大きく，粘着剤が厚いため多少の

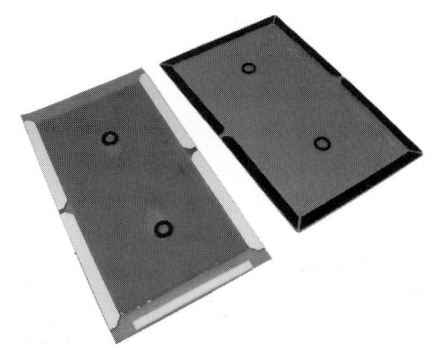

図 8.5　ネズミ用粘着トラップ

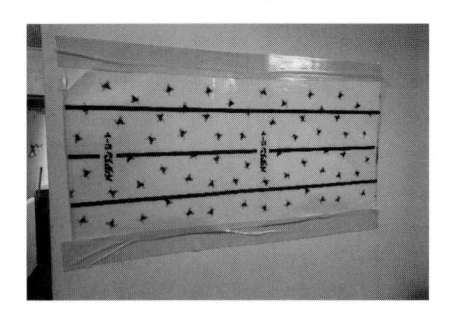

図 8.6　大型粘着シート

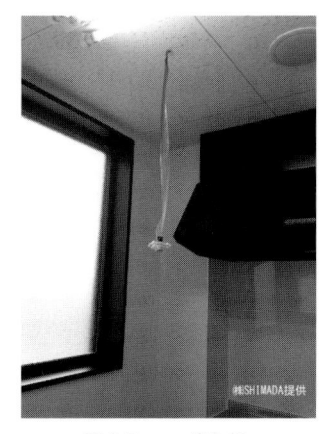

図 8.7　ハエ取り紙
（株式会社 SHIMADA 提供）

水や埃でも機能する．そのため，さまざまな動物や昆虫類を捕獲することができる．

①昆虫類：1）の床置き式粘着トラップに捕獲できる動物のほか，シロアリの羽アリがシーズンになると捕獲できる．

②徘徊動物：ヤモリ類，ヘビ類

4）飛翔昆虫用大型シート（図 8.6）　大判の紙の片面に粘着剤が塗られており，壁などに張り付け飛翔してきた昆虫類を捕獲する．

①飛翔昆虫：ハエ類，コバエ類，ユスリカ類，カゲロウ類，チョウ類など

②徘徊動物：ヤモリ類

5）ハエ取り紙（図 8.7）　紙筒に入った粘着テープを引き出して伸ばし，高い場所に吊るして使用する．ハエが高い場所に止まる習性を利用した捕獲テープ．粘着成分は，おもにロジンと油などを原料とするが，最近はポリブデンを使用した製品も出てきている．粘着部分が露出した状態で使用するので，人や物が誤って付着しないように設置する高さや場所を選ぶ必要がある．

①飛翔昆虫：ハエ類，コバエ類

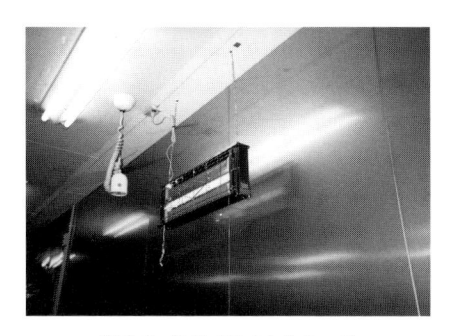

図8.8　粘着式ライトトラップ

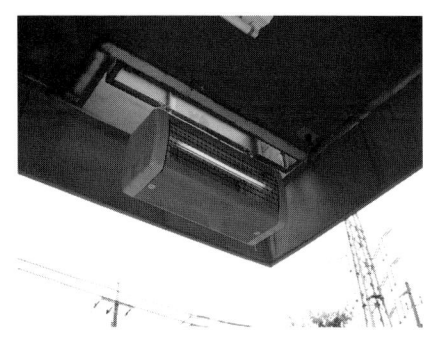

図8.9　電撃殺虫器

8.3.2　ライトトラップ

　多くの昆虫類は紫外線の中でも 300〜400 nm の波長に反応することが知られている．その特性を利用して 360 nm 付近にピークが来る誘虫灯（ブラックライト）を点灯させ，その周りに粘着剤が塗布された紙などを配置し，光に集まってきた昆虫類を捕獲する（図 8.8）．100 V の電源が必要になるが継続的に捕獲できる．ただし，この方法も粘着トラップ同様駆除できるほどは捕獲できないため，室内でどのような昆虫がどこでどの程度発生しているかなどを調査する目的で使用することが多い．もう 1 つのタイプは，捕虫紙を使用しないタイプで，電撃式殺虫器とよばれている．この機械は粘着紙を使用せず，誘虫灯に誘引された昆虫は，電圧を印加したグリッド状の格子に接触することで電気ショックを与え殺虫する（図 8.9）．電圧を印加したグリッドは「電撃格子」ともよばれ，単相 100 V・200 V の低圧回路を変圧し，2,000〜7,000 V の高圧を発生させることで瞬間的に殺虫する．おもに屋外に設置し，大量に発生するユスリカや山間部の飛来昆虫が多い地域で利用が多い．

①飛翔昆虫：ノミバエ類，チョウバエ類，タマバエ類，クロバネキノコバエ類，ユスリカ類，トビケラ類，カゲロウ類，イエシロアリの羽アリ，チャタテムシ類の有翅虫，ハエ類，ガ類ほか

②徘徊昆虫：テントウムシ類，シバンムシ類，ハネカクシ類ほか

8.3.3　そのほかのトラップ

1）コバエ捕り器（図 8.10）　ビンの蓋に先の細いロートがついており，中に果物や酒などの発酵しやすいものを入れることにより，光には集まりにくいショ

ウジョウバエを誘引捕獲するトラップ．量販店で販売されているコバエ捕り器
は，誘引剤に殺虫剤が含侵されており，触れると殺虫できる仕組みになってい
る．注意点として，コバエとよばれる昆虫の中にはショウジョウバエ類・ノミバ
エ類・クロバネキノコバエ類・チョウバエ類など多種が含まれるが，一般的に販
売されているコバエ捕り器は捕獲できる種類が限定されているため，説明書をよ
く読んで使用を検討する．

　2）ハエトラップ（図8.11）　樹脂でできたボトルの中に，専用の誘引剤を入
れ屋外に配置する．誘引剤が腐敗して臭気を出すほどにそれに誘引されて，腐敗
臭を好むハエ類が捕獲できる．ライトトラップでは捕り難い大型のハエが捕獲で
きる．

　3）ゴキブリ生け捕りトラップ（図8.12）　殺虫剤の効果試験などに使用する
生け捕りトラップ．現在は絶版だが「ローテル」「インタック」などが過去に販
売されており，中に専用の誘引剤を入れて生け捕りすることができた．近年，ロ
ーテックによく似た構造のトラップが販売されている．また，手近な材料では，

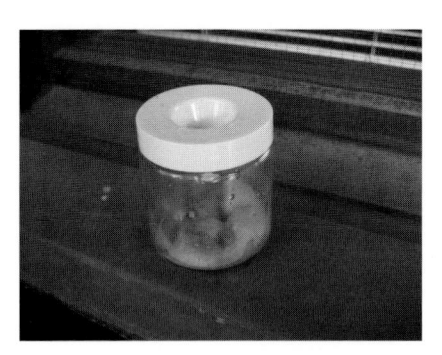

図8.10　コバエ捕り器

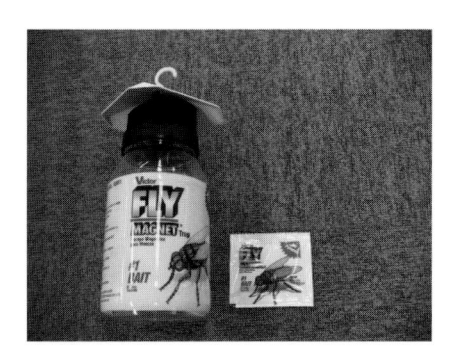

図8.11　ハエトラップ

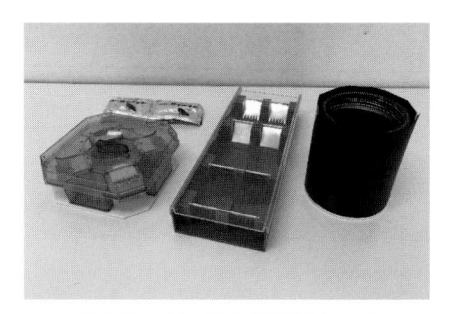

図8.12　ゴキブリ生け捕りトラップ

ビンの内側にバターなどの油脂を塗り，中にゴキブリの好む餌を入れておけば，誘引されたゴキブリ（野外ではそれ以外の昆虫）が入り油で滑って脱出できなくなり捕獲できる． 〔小松謙之〕

8.4 住宅での環境改善による対策

これまで述べてきたとおり，害虫に「刺された，接触した，吸入した」といった際に誘発されるアレルギー反応を昆虫アレルギーとよび，アレルギー性鼻炎，気管支喘息，アトピー性皮膚炎などが一般的である．アナフィラキシーショックを引き起こすハチ毒アレルギーは昆虫アレルギーの最たるものであり，ヒスタミンやセロトニンなどの毒成分が誘発物質として関与している．吸入性アレルゲンとしては，排泄物，死骸の乾燥粉砕物，体表面の鱗粉や鱗毛などが挙げられる．屋外ではユスリカをはじめとするハエ目，チョウ目，トビケラ目などの昆虫が著名であるが，室内ではゴキブリ目，カジリムシ目（ヒラタチャタテ），チョウ目（メイガ類，イガ，コイガ）などが気道アレルギーの原因となることを述べてきた．室内のハウスダスト中からゴキブリ，ガ，ユスリカなどの抗原が検出されることがあるが，これは灯火などに誘引されて室内に侵入した昆虫が存在することの証拠である．気密性の高い現代の住宅構造では，ハウスダスト中に昆虫の死骸やその乾燥粉砕物が長期間貯留することが懸念される．また，これまで問題視されていなかった昆虫が長期間貯留して居住者が曝露されることによって，アレルゲンとなることも推察される（谷口・福冨，2015；川上，2017）．

IPM の考え方と実践法は，公共施設だけでなく，もっともヒトが曝露されやすい住宅において認知されるべき防除法である．「知ㇾ彼知ㇾ己，百戦不ㇾ殆」（彼を知り己を知れば百戦殆からず）とは，孫子の兵法書の名言である．この指針は，IPM による害虫防除にも通じるものである．すなわち，彼（防除対象とする害虫の特徴や生態）を知り，己（住宅構造と周辺環境）を知れば 1 年を通して害虫の発生を防止することができる．そのための第一歩として，住宅を対象とした「アレルゲン害虫対策のための IPM チェックリスト」を表 8.4 に示す．庭やベランダ，そして，玄関とその周辺の環境は，つねに清潔に保つことがまずはじめに目を向けるべき対策課題であり，害虫の発生源を極力なくすことに通じる（善財・川上，2010）．窓サッシの桟の貯留塵埃は見落としがちな盲点であり，メッシュの細かい網戸の使用と保守点検が飛来昆虫の侵入阻止に不可欠である（雨

表8.4　住宅を対象としたアレルゲン害虫対策ための IPM チェックリスト

場　所	チェック項目	○実行済 ※実行する ×実行困難
庭 ベランダ	①落葉は日常的に清掃除去している. ②雑草は目立たないうちに抜き取っている. ③不用品や不用な庭石は置かないようにしている. ④不用な鉢やプランターは置かないようにしている. ⑤ゴミ箱は臭いが漏れない蓋付を使用している.	〔　　〕 〔　　〕 〔　　〕 〔　　〕 〔　　〕
玄　関 勝手口	①ドアは昆虫の侵入を防止するため隙間をなくしている. ②靴底の泥汚れは必ず除去してからシューズボックスに保管している. ③たたきとその周辺の塵埃を毎日除去清掃している. ④玄関マットは定期的に洗浄している. ⑤スリッパは定期的に天日干ししている.	〔　　〕 〔　　〕 〔　　〕 〔　　〕 〔　　〕
リビング ルーム	①窓ガラスは冬季に結露しないペアガラスを採用している. ②窓の桟に貯留する塵埃と昆虫の死骸を除去清掃している. ③床に物を置かないための収納スペースがある. ④本棚の本の上に貯留する塵埃を除去清掃している. ⑤フローリングの目地に微細塵が貯留しないように除去清掃している. ⑥布製ソファーの表面と隙間に貯留する塵埃を除去清掃している. ⑦エアコンのフィルターを年2回定期的に清掃している. ⑧カーテンに塵埃や水分が付着しないように日常点検している. ⑨HEPA フィルター付空気清浄機を使用している.	〔　　〕 〔　　〕 〔　　〕 〔　　〕 〔　　〕 〔　　〕 〔　　〕 〔　　〕 〔　　〕
キッチン	①シンクの下に食品を置かないようにしている. ②開封後の小麦粉・お好み焼き粉・パンケーキミックスは，必ず冷蔵庫で保管している. ③開封後の乾麺は，密閉式ポリエチレン袋で保管している. ④床下収納庫は整理整頓して，つねに清潔にしている. ⑤夏季はゴキブリ捕獲用粘着シートを置いている.	〔　　〕 〔　　〕 〔　　〕 〔　　〕 〔　　〕
寝　室 部　屋	①掛布団や毛布は週1回天日干ししている. ②シーツや枕カバーは週1回洗濯している. ③ベッドの下の塵埃を週1回除去清掃している. ④ベッドマットのローテーションを定期的に実施している. ⑤ベッドマットに掃除機をかけて塵埃を除去清掃している. ⑥ぬいぐるみに貯留する塵埃を除去清掃している. ⑦排気口からアレルゲンが出ない掃除機を使用している. ⑧加湿器による過剰な加湿を避けるため窓開け換気を実施している. ⑨押し入れや収納庫は整理整頓し，除湿のために時々換気している.	〔　　〕 〔　　〕 〔　　〕 〔　　〕 〔　　〕 〔　　〕 〔　　〕 〔　　〕 〔　　〕
浴　室 洗面所	①浴室用マットは定期的に洗浄している. ②小窓に貯留する塵埃と昆虫の死骸を除去清掃している. ③床の亀裂や水漏れの日常的な保守点検を実施している. ④浴室換気扇とフィルターを定期的に清掃している.	〔　　〕 〔　　〕 〔　　〕 〔　　〕
トイレ	①トイレマットは定期的に洗浄している. ②トイレ用スリッパは定期的に天日干ししている. ③小窓に貯留する塵埃と昆虫の死骸を除去清掃している.	〔　　〕 〔　　〕 〔　　〕

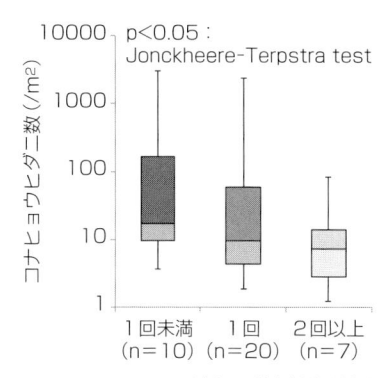

図8.13 コナヒョウヒダニ（床）の数と掃除頻度との関係

宮ほか，2016）．

　住空間でもっとも重視すべき部屋は寝室であり，次にリビングルームである．前者は就寝という観点から1日の中で一番長い時間ヒトが留まる場所であり，そこにアレルゲンが存在すれば長期曝露される危険性を孕んでいる．後者は家族が集まる場所であり，キッチンとつながることから害虫の餌となる食べ物のかすや居住者由来の毛髪や塵埃が貯留しやすい場所である．Kawakami *et al.*（2016）の調査の結果，掃除の頻度が多いほどコナヒョウヒダニの生息数を下げる傾向があることが示唆された（図8.13）．室内環境中の生物アレルゲンとして最重要種であるコナヒョウヒダニの対策として，微粒子状の糞や死骸破片を確実に吸引して，排気口から微細塵を排出しない機能を有する掃除機を使った清掃が効果的であると考える．掃除機の構造から見ると，「紙パック式掃除機」は吸引した微細塵を排気口から漏れ出ないようにすることは困難であり，「サイクロン式掃除機」は微細塵が漏れにくい．

　住宅においてIPMを取り入れるためには，家族全員でよく話し合い，相互理解の下に協力し合って計画的に取り組む必要がある．「庭やベランダなどの日常的な点検・清掃は誰がやるのか？」，「各部屋に貯留する塵埃の日常的な除去清掃は各自でやるのか？」，「エアコン，空気清浄，加湿器の保守点検と清掃は誰がやるのか？」など具体的に決めておかなければ机上の空論になってしまうことは想像に難くない．幼児から高校生の2人に1人が何らかのアレルギー疾患を抱えている昨今，住宅（自宅）の年間を通じた害虫とカビの対策は他人事ではないことを認識することが賢明である．　　　　　　　　　　　　　　　〔川上裕司〕

おもな引用・参考文献

1 章

Chew, G. L. *et al.* (2008) *J. Allergy Clin. Immunol.*, 121(1), 240-245.

Fukutomi, Y. *et al.* (2012) *Int. Arch. Allergy Immunol.*, 157(4), 339-348.

Hirabayashi, K. *et al.* (1997) *Allergy*, 52(2), 188-195.

Kino, T. and S. Oshima (1978) *J. Allergy Clin. Immunol.*, 61(1), 10-16.

Kino, T. *et al.* (1987) *J. Allergy Clin. Immunol.*, 79(6), 857-866.

小林節雄ほか (1971) アレルギー, 20(9), 694-699, 752.

Matsuno, M. *et al.* (1991) *Arerugi*, 40(1), 51-59.

尾上洋一ほか (1996) アレルギー, 45(8-9), 1031.

Ribeiro, J. C. *et al.* (2018) *Mol. Nutr. Food Res.*, 62(1).

Sakaguchi, M. *et al.* (1994) *Arerugi*, 43(11), 1309-1315.

Suzuki, M. *et al.* (1995) *Allergy*, 50(1), 23-27.

浦野　恭 (1966) アレルギー, 15(11), 881-888, 934.

2.1

Fukutomi, Y. *et al.* (2011) *Int. Arch. Allergy Immunol.*, 157(4), 339-348.

Hennig, W. (1953) *Beiträge zur Entomologie*, 3(Sonderheft), 1-85.

Hennig, W. (1966) *Phylogenetic Systematics*, University of Illinois Press, IL.

Ishibashi, O. *et al.* (2017) *Liposcelis bostrychophila, Allergy*, 72(6), 918-926.

Johnson, K. P. *et al.* (2004) *Proceedings of the Royal Society, London* (B), 271(C1550), 1771-1776.

Johnson, K. P. *et al.* (2013) *Mol. Phylogenetics Evol.*, 66(1), 417-422.

川上裕司 (2013) かびと生活, 6(2), 95-99.

Kawakami, Y. *et al.* (2014) *Urban Pest Management*, 4(2), 65-77.

Kawakami, Y. *et al.* (2016) *Indoor Environment*, 19(1), 37-47.

川上裕司 (2017) 医薬の門, 57(5), 38-44.

Lyal, C. H. C. (1985) *Systematic Entomology*, 10(2), 145-165.

Misof, B. *et al.* (2014) *Science*, 346(6210), 763-767.

村上巧啓ほか (1995) チャタテムシによる気管支喘息の研究— CAP-RAST, 皮内テスト, 吸入誘発試験の関係と他の昆虫抗原との交叉抗原性について—, 公害健康被害補償予防協会委託業務報告書, 患者の QOL 向上のあり方, 整備の方法に関する研究報告書, pp.9-16.

Murrell, A. and S. C. Barker (2005) *Parasitology Research*, 97(4), 274-280.

Patil, M. P. *et al.* (2011) *Ann. Allergy Asthma Immunol.*, 87(2), 151-155.

Roesler, R (1944) *Stettiner Entomologische Zeitung*, 105, 117-166.

田中和夫 (1995) チャタテムシ, 家屋害虫事典 (日本家屋害虫学会 編), pp.141-153, 井上書院.

田中和夫 (2003) 家屋害虫, 25(2), 123-136.

山崎柄根 (2000) 六脚類 (＝昆虫類). 動物系統分類学 追補版 (山田真弓 監修), pp.244-278, 中山書店.

Yoshizawa, K. (2002) *Zool. J. Linn. Soc.*, 136(3), 371-400.

吉澤和徳 (2012) 昆虫の系統と糸利用の多様性, 糸の博物誌—ムシたちが糸で織りなす多様な世界 (齋藤裕・佐原 健 編), pp.82-98, 海游舎.

吉澤和徳 (2015) 昆蟲 (ニューシリーズ), 18(1), 8-16.

吉澤和徳 (2016) 昆蟲 (ニューシリーズ), 19(3), 112-120.

Yoshizawa, K. and K. P. Johnson (2003) *Mol. Phylogenetics Evol.*, 29, 102-114.

Yoshizawa, K. and K. P. Johnson (2010) *Mol. Phylogenetics Evol.*, 55(3), 939-951.

Yoshizawa, K. Y. *et al.* (2006) *Zool. J. Linn. Soc.*, **146**, 287-299.

Yoshizawa, K. *et al.* (2014a) *Syst. Entomol.*, **39**(2), 279-285.

Yoshizawa, K. *et al.* (2014b) *Curr. Biol.*, **24**(9), 1006-1010.

2.2

安倍　弘ほか（2009）日本ダニ学会誌，**18**(2)，99-104.

Bronswijk, J. E. M. H. (1981) *House dust biology: for allergists, acarologists, and mycologists*, NIB Publishers.

Hashizume, H. *et al.* (2014) *British Journal of Dermatology*, **170**(1)，213-214.

石井　明（1975）衛生動物，**26**(4)，173-179.

川上裕司（2007）室内環境，**10**(1)，45-67.

Kawakami, Y. *et al.* (2014) *Urban Pest Management.*, **4**(2), 65-77.

Kawakami, Y. *et al.* (2016) *Indoor Environment.*, **19**(1), 37-47.

Klimov, P. B. and B. M. Oconnor (2013) *Syst. Biol.*, **62**(3), 411-423.

小屋二六，永倉俊和 編集（1998）気管支ぜん息に関わる家庭内吸入アレルゲン—現在の知見とその対策—，公害健康被害補償予防協会

Lekprayoon, C. and R. L. Smiley (1986) *Internat. J. Acarol.*, **12**(2), 69-73.

Masaki, K. *et al.* (2019) *BMJ Case Rep.*, **12**(3), e228854.

松本克彦ほか（1986）衛生動物，**37**(1)，79-90.

宮本旬子，大内忠行（1976）衛生動物，**27**(3)，251-259.

Miyamoto, T. *et al.* (1968) *J. Allergy*, **42**(1), 14-28.

小俣優子ほか（2014）日本小児科学会雑誌，**118**(1)，30-34.

大島司郎，杉田和子（1965）横浜市衛研年報，(4)，66-69.

島野智之（2015）ダニマニア—チーズをつくるダニから巨大ダニまで—〈増補改訂版〉，八坂書房.

島野智之（2018）日本ダニ学会誌，**27**(2)，51-68.

島野智之，高久　元 編（2016）ダニのはなし—人間との関わり—，朝倉書店.

須藤千春ほか（1991）衛生動物，**42**(2)，129-140.

高岡正敏（2000）日本ダニ学会誌，**9**(2)，93-103.

Takeda, F. *et al.* (1995) *Jpn. J. Sanit. Zool.*, **46**(2), 145-149.

谷口正実，福富友馬 監修（2014a）吸入性アレルゲンの同定と対策，pp.8-9，メディカルレビュー社.

谷口正実，福富友馬 監修（2014b）あなたのまわりに潜む身近なアレルゲン—原因を特定して対処する—，pp.8-12，メディカルレビュー社.

Voorhorst, R. *et al.* (1964) *Allergy and Asthma.*, **10**, 329-334.

脇　誠治，松本克彦（1973）衛生動物，**23**(3)，159-163.

3.1

朝比奈正二郎（1991）日本産ゴキブリ類，中山書店.

Bernton, H. S. and H. Brown (1964) *J. Allergy*, **35**(6), 506-513.

Bernton, H. S. and H. Brown (1970) *Ann. Allergy*, **28**(11), 543-547.

Cornwell, P. B. (1968) The Cockroach (Volume 1), Hutchinson.

Gelber, L. E. *et al.* (1993) *Am. Rev. Respir. Dis.*, **147**(3), 573-578.

橋本知幸ほか（2017）屋内環境におけるゴキブリアレルゲン汚染の実態調査，日本環境衛生センター所報，(45).

川上敏興ほか（1982）衛生動物，**33**(3)，233-238.

小松謙之ほか（2016）衛生動物，**67**(2)，79-82.

Lee, M. F. *et al.* (2012) *Ann. Allergy Asthma Immunol.*, **108**(4), 243-248.

根本俊和（1973）アレルギー，**22**(10), 635-639.

緒方一喜（1985）ゴキブリ目，原色ペストコントロール図説 第I集（日本ペストコントロール協会 編）pp. 1-1-4-3, 日本ペストコントロール協会.

緒方一喜ほか（1989）害虫駆除シリーズ4 ゴキブリと駆除，日本環境衛生センター.

Rosenstreich, D. L. *et al.* (1997) *N. Engl. J. Med.*, **336**(19), 1356-1363.

Melton, R. H. (1995) *Entomologia Experimentalis et Applicata.*, **77**(1), 61-68.

Sookrung, N. and W. Chaicumpa (2010) *Asian Pacific Journal of Allergy and Immunology*, **28**(2-3), 95-106.

Tsuji, H. and T. Mizuno (1973) *Japanese Journal of Sanitary Zoology.*, **24**(1), 65-72.

Tungtrongchitr, A. *et al.* (2004) *Asian Pacific Journal of Allergy and Immunology*, **22**(2-3), 115-121.

Wille, J. (1920) Biologie und Bekämpfung der deutschen Schabe (*Phyllodromia germanica* L.), Monog. Zur angew. Ent., Nr. 5, Berlin: Paul Parey.

Yong, T. S. and K. Y. Jeong (2009) *Korean Journal of Parasitology*, **47**(Suppl), S143-S153.

Zheng, Y. W. *et al.* (2015) *Biomed. Environ. Sci.*, **28**(10), 709-717.

3.2

Cimarra, M. *et al.* (1999) *Allergy*, **54**(5), 521-525.

Gagné, R. J. (2010) Update for a catalog of the Cecidomyiidae (Diptera) of the world https://www.ars.usda.gov/ARSUserFiles/12754100/gagne_2010_world_catalog_cecidomyiidae.pdf （2018年12月30日アクセス）

林　利彦ほか（2012）衛生動物，**63**(1), 85-89.

平嶋義宏ほか（1989）昆虫分類学，川島書店.

五十嵐隆夫ほか（1985）治療学，**14**, 122-126.

伊藤修四郎（1984）家屋害虫，pp.65-73, 井上書院.

岩佐光啓（2003）生活害虫の事典，pp.104-107, 114-116, 朝倉書店.

Jamieson, H. C. (1938) *J. Allergy*, **9**(3), 273-274.

Jones, M. *et al.* (2017) *Occup. Environ. Med.*, **74**(6), 422-425.

Kaufman, G. L. *et al.* (1989) *Br. J. Ind. Med.*, **46**(7), 473-478.

Kern, R. A. (1938) *J. Allergy*, **9**(6), 604-606.

木村悟朗ほか（2017）まくなぎ，(28), 1-6.

近藤繁生ほか（2001）ユスリカの世界，培風館.

倉橋　弘（2014）日本昆虫目録第8巻双翅目，pp.807-831, 櫂歌書房.

Maeda, M. and K. Yano (1988) *Bull. Fac. Agric. Yamaguchi Univ.*, (36), 31-47.

松崎沙和子，武衛和雄（1993）都市害虫百科，朝倉書店.

水上陽真ほか（1986）日胸疾患学会雑誌，**24**(3), 287-291.

森谷清樹（1996）改訂版 不快害虫とその駆除，pp.17-20, 日本環境衛生センター.

中村剛之（2014）日本昆虫目録第8巻双翅目，pp.161-169, 櫂歌書房.

中山裕人，後藤忠男（2014）日本昆虫目録第8巻双翅目，pp.451-464, 櫂歌書房.

日本ユスリカ研究会（2010）図説日本のユスリカ，文一総合出版.

小川賢一（1998）家屋害虫，**20**(2), 73-78.

奥谷禎一（1995）家屋害虫事典，pp.16-24, 井上書院.

Ordman, D. (1946) *South Afr. M. J.*, **20**, 32-35.

Perlman, F. (1961) *J. Allerg.*, **32**(2), 93-101.

篠永　哲（1995）家屋害虫事典，pp.178-193, 井上書院.

篠永　哲（1999）ネズミ・害虫の衛生管理，pp.80-90, フジ・テクノシステム.

篠永　哲（2014）日本昆虫目録第8巻双翅目，pp.785-806, 櫂歌書房.

Spieksma, F.T.M. *et al.* (1996) *J. Allergy Clin. Immunol.*, **77**(11), 108-113.

田上陽介（2014）ペストコントロール，（165），19-21.

田上陽介（2015）第22回日本環境動物昆虫学会セミナー，1-2，日本環境動物昆虫学会.

田中和男（2000）家屋害虫，**22**(2)，95-141.

戸田正憲（2014）日本昆虫目録第8巻双翅目，pp.693-728，櫂歌書房.

Valsecchi, R. *et al.* (2009) *Contact dermatitis*, **61**(3), 186-187.

Weil, C.K. (1938), *International Correspondence Society of Allergists*, **1938**, 63.

山本　優，山本　直（2014）日本昆虫目録第8巻双翅目，pp.237-362，櫂歌書房.

Yukawa, J. (1971) *Mem. Fac. Agric. Kagoshima Univ.*, **8**, 1-203.

Yukawa, J. (1976) *Mem. Fac. Agric. Kagoshima Univ.*, **12**, 103-107.

湯川淳一（2014）日本昆虫目録第8巻双翅目，pp.126-160，櫂歌書房.

3.3

古井　聡ほか（2017）農研機構研究報告（食品研究部門），（1），65-71.

川上裕司，中野敬一（1996）家屋害虫，**18**(1)，1-8.

川上裕司，中野敬一（1997）家屋害虫，**19**(1)，4-10.

川上裕司，加瀬泰行（1998）家屋害虫，**20**(1)，1-9.

川上裕司ほか（2002）衛生動物，**53**(4)，249-256.

川上裕司ほか（2004）家屋害虫，**26**(2)，135-143.

川上裕司，髙橋治男（2006）マイコトキシン，**57**(1)，47-56.

川上裕司（2013）かびと生活，**6**(2)，95-99.

木村悟朗ほか（2016）ペストロジー，**31**(2)，55-59.

Nakagawa, A. *et al.* (2008) *Med. Entomol. Zool.*, **59**(2), 85-89.

中島正博（2005）マイコトキシン，**55**(2)，139-148.

中野敬一（2000）家屋害虫，**21**(2)，105-114.

新穂千賀子（1982）姫路短期大学研究報告，（27），34-49.

酒井雅博（1995）シバンムシ，家屋害虫事典（日本家屋害虫学会 編），pp.266-279，井上書院.

坂下琢治ほか（2001）ペストロジー学会誌，**16**(1)，23-29.

高山　渉ほか（1992）ペストロジー学会誌，**7**(1)，42-44.

山崎正敏（1982）衛生動物，**33**(3)，221-226.

3.4

Albright, D. D. *et al.* (2006) *Ann. Allergy Asthma Immunol.*, **97**(4), 521-527.

Baldo, B. A. and R. C. Panzani (1998) *Int. Arch. Allergy Appl. Immunol.*, **85**(3), 278-287.

Goetz, D. W. (2008) *Allergy Asthma Proc.*, **29**(2), 123-129.

福冨友馬ほか（2009）室内環境，**12**(2)，87-96.

Nakazawa, T. *et al.* (2007) *J. Allergy. Clin. Immunol.*, **119**(2), 421-427.

中澤卓也（2009）東邦医学会雑誌，**56**(2)，187.

3.5

夏秋　優（2013）接触によって皮膚炎をおこす虫カメムシ，Dr.夏秋の臨床図鑑 虫と皮膚炎―皮膚炎をおこす虫とその生態／臨床像・治療・対策―，pp.152-153，学研メディカル秀潤社.

結城明彦ほか（2016）皮膚科の臨床，**58**(4)，609-612.

渡辺　護（1995）家屋害虫，**17**(2)，119-130.

3.6

川上裕司（1996）Rostria（日本半翅類学会誌），（45），57-59.

夏秋　優（2013）接触によって皮膚炎をおこす虫カメムシ，Dr.夏秋の臨床図鑑 虫と皮膚炎―皮膚炎を
　　おこす虫とその生態／臨床像・治療・対策―，pp.152-153，学研メディカル秀潤社．

3.7

Guilbert, E.（2001）*Zoologica Scripta*, **30**(4), 313-324.
川上裕司（1981）関東東山病害虫研究会年報，(28), 124-125.
黒川健二郎ほか（2011）プラタナスグンバイと関係する菌類，第122回日本森林学会大会講演要旨集，
　　Pa2-114.
時広五朗ほか（2003）植物防疫所調査研究報告，(39), 85-87.

3.8

Binder, M. *et al.*（2001）*J. Immunol*, **167**(9), 5470-5477.
Hoflehner, E. *et al.*（2012）*PLoS One*, **7**(7), e42026.
平尾素一（1996）ペストロジー学会誌，**11**(1), 18-23.
Mäkinen-Kiljumen, S. *et al.*（2001）*Allergy*, **56**(7), 696-700.
宮ノ下明大（2015）食品包装や容器に侵入するイモムシ，昆虫科学読本（日本昆虫科学連合 編），
　　pp.214-228，東海大学出版部．
宮ノ下明大，佐野俊夫（2017）ペストロジー，**32**(2), 43-45.
宮ノ下明大，佐野俊夫（2018）ペストロジー，**33**(1), 13-15.

3.9

木野稔也，大島駿作（1978）アレルギー，**27**(1), 31-39.
小林草平ほか（2017）日本生態学会誌，**67**(1), 13-29.
Kraut, A. *et al.*（1994）*Occup. Environ. Med.*, **51**(6), 408-413.
倉西良一，谷田一三（2016）日本昆虫目録第5巻脈翅目群，長翅目，隠翅目，毛翅目，撚翅目（日本昆
　　虫目録編集委員会 編），pp.62-138，櫂歌書房．
Osgood, H.（1957）*J. Allergy*, **28**(4), 292-300.
Parlato, S. J.（1929）*J. Allergy*, **1**(1), 35-42.
谷田一三ほか（2018）日本産水生昆虫 第二版―科・属・種への検索（川合禎次，谷田一三 共編），
　　pp.449-687，東海大学出版部．

3.10

Figley, K. D.（1929）*Am. J. Med. Sci.*, **178**, 338-345.
Figley, K. D.（1940）*J. Allergy*, **11**(4), 376-387.
石綿進一ほか（2018）日本産水生昆虫 第二版―科・属・種への検索（川合禎次，谷田一三 共編），
　　pp.47-149，東海大学出版部．
中村剛之（2017）日本昆虫目録第2巻 旧翅類（日本昆虫目録編集委員会 編），pp.1-24，櫂歌書房．
Parlato, S. J.（1938）*J. Allergy*, **10**(1), 56-61.
東城幸治ほか（2002）*Proc. Arthropod. Ernbryol. Soc. Jpn.*, **37**, 53-56.
渡辺　直ほか（1993）日産科学振興財団研究報告書，**16**, 151-162.
Wilson, H.（1913）*J.A.M.A.*, **61**(18), 1648.

3.11.1

Hiruta, S. F. *et al.*（2018）*Exp. Appl. Acarol.*, **74**(3), 225-238.
Ido, T. *et al.*（2004）*Acta Derm. Venereol.*, **84**(1), 80-81.
伊藤弘文，白坂昭子（1995）ペストロジー学会誌，**10**(1), 53-55.

Mąkol, J.（2010）*Ann. Zool.*, **60**(3), 439-454.

大野正彦ほか（2011）*Urban Pest Management*, **1**(2), 111-117.

大野正彦ほか（2015）*Urban Pest Management*, **5**(1), 7-13.

芝　実（2001）カベアナタカラダニ, 原色ペストコントロール図説 第Ⅴ集（日本ペストコントロール協
　　会 編）, pp.52-57, 日本ペストコントロール協会.

高倉耕一, 高津文人（2008）応動昆, **52**(2), 87-93.

Yoder, J. A. *et al.*（2012）*Int. J. Acarol.*, **38**(8), 641-647.

3.11.2, 3.11.3（Navarro *et al.*（2001）に出ているものは割愛した）

江原昭三, 後藤哲雄（2009）原色植物ダニ検索図鑑, 全国農村教育協会.

Jeebhay, M. F. *et al.*（2007）*Int. Arch. Allergy Immunol.*, **144**(2), 143-149.

Kim, Y.-K. *et al.*（2001）*Clin. Exp. Allergy*, **31**(4), 582-589.

Kim, S.-H. *et al.*（2002）*Clin. Exp. Allergy*, **32**(7), 1054-1058.

Navarro, A. M. *et al.*（2001）*Allergo. Immunol. Clin.*, **16**(1), 5-10.

4.1

中島　茂, 森　八郎（1961）最新しろありの知識：生態・被害・探知・防除, 森林資源総合対策協議会
　　グリーン・エージ編集室, p.19.

日本しろあり対策協会（2009）乾材シロアリとその防除法, 日本しろあり対策協会, pp.1-3.

4.2

川上裕司ほか（2002）衛生動物, **53**(4), 249-256.

川上裕司ほか（2004）家屋害虫, **26**(2), 135-143.

小峰幸夫ほか（2011）保存科学, (50), 133-140.

小峰幸夫ほか（2017）保存科学, (56), 77-88.

Nakagawa, A. *et al.*（2008）*Med. Entomol. Zool.*, **59**(2), 85-89.

酒井雅博（1981）しろあり, (46), 33-48.

酒井雅博（1995）シバンムシ, 家屋害虫事典（日本家屋害虫学会 編）, pp.272-274, 井上書院.

田中和夫（1984）家屋害虫, (19,20), 22-26.

梅沢謙二ほか（2013）ペストロジー, **28**(1), 25-27.

山野勝次（1995）しろあり, (102), 36-38.

山野勝次（2003）文化財の虫菌害, (46), 39-46.

4.3

橋本一浩, 川上裕司（2016）*Urban Pest Management*, **6**(2), 87-89.

岩田隆太郎, 中野敬一（2006）家屋害虫, **28**(1), 81-83.

川上裕司, 岩田隆太郎（1993）家屋害虫, **15**(1), 17-20.

川上裕司（1996）家屋害虫, **18**(1), 17-20.

川上裕司, 岩田隆太郎（2003）家屋害虫, **25**(2), 91-96.

川上裕司, 髙橋治男（2006）マイコトキシン, **57**(1), 47-56.

野淵　輝（1986）木材保存, **12**(3), 237-241.

酒井雅博（1995）ナガシンクイムシ, 家屋害虫事典（日本家屋害虫学会 編）, pp.253-260, 井上書院.

4.4

アリ類データベースグループ（2003）日本産アリ類全種図鑑, 学研.

Candiotti, K. A. *et al.*（1993）*Int. Arch. Allergy Immunol.*, **102**(4), 417-420.

dos Santos Pinto, J. R. *et al.* (2012) *J. Proteome Res.*, **11**(9), 4643-4653.

橋本佳明ほか（2019）生物の科学 遺伝, **73**(2), 156-172.

近藤正樹（1977）生活と環境, **22**(7), 61-68.

久保田政雄（1995）アリ, 家屋害虫事典（日本家屋害虫学会 編）, pp.286-290, 井上書院.

緒方一夫, 寺山　守（1992）ヒメアリ属, 日本産アリ類の検索と解説（Ⅲ）フタフシアリ亜科・ムカシアリ亜科（補追）（日本蟻類研究会 編）, pp.38-40, 日本蟻類研究会.

Prahlow, J. A. and J. J. Barnard (1998) *Am. J. Forensic Med. Pathol.*, **19**(2), 137-142.

寺山　守ほか（2014）日本産アリ類図鑑, 朝倉書店.

5章

Barletta, B. *et al.* (2005) *Clin. Exp. Allergy.*, **35**(4), 483-489.

木川りかほか（2007）保存科学, （46）, 131-135.

町田龍一郎（1995）シミ, 家屋害虫事典（日本家屋害虫学会 編）, pp.102-104, 井上書院.

酒井雅博（1995）シバンムシ, 家屋害虫事典（日本家屋害虫学会 編）, pp.272-274, 井上書院.

Sakai, M. (2007) *Japanese Journal of Systematic Entomology*, **13**(2), 387-390.

東京文化財研究所 編（2004）文化財害虫事典 2004年改訂版, クバプロ.

渡辺祐基ほか（2018）ヤマトシミの発育および食性に関する基礎的検討, 日本環境動物昆虫学会創立30周年記念大会要旨集, 16.

山野勝次（2003）文化財の虫菌害, （46）, 39-46.

6章

Alanko, K. *et al.* (2000) *Allergy*, **55**(9), 879-882.

Bernstein, D. I. *et al.* (1983) *J. Allergy Clin. Immunol.*, **72**(5P+1), 475-480.

Frankland, A. W. and J. A. Lunn (1965) *Brit. J. Industry. Med.*, **22**(2), 157-159.

Herling, C. *et al.* (1995) *Allergy*, **50**(5), 441-446.

Hodges, R. J. *et al.* (1996) *J. Stored Prod. Res.*, **32**(1), 31-37.

Lunn, J. A. (1966) *Brit. J. Industry. Med.*, **23**(2), 149-152.

Schroeckenstein, S. C. *et al.* (1990) *J. Allergy Clin. Immunol*, **86**(2), 182-188.

van Broekhoven, S. *et al.* (2016) *Food Chemistry*, **196**, 1075-1083.

Verheckx, K. C. M. *et al.* (2014) *Food and Chemical Toxicology*, **65**, 364-373.

7.1

Baldo, B. A., and R.C. Panzani (1988) *International Archives of Allergy and Immunology*, **85**(3), 278-287.

Brito, F. F. *et al.* (2002) *Allergy*, **57**(12), 1191-1194.

İgde, M. *et al.* (2009) *Türkiye Klinikleri Tıp Bilimleri Dergisi*, **29**(6), 1729-1731.

松崎沙和子, 武衛和雄（1993）都市害虫百科, 朝倉書店.

田中和夫（1985）鞘翅目, 原色ペストコントロール図説 第Ⅰ集（日本ペストコントロール協会 編）, pp.26-1-27-7, 日本ペストコントロール協会.

The Pennsylvania State University (2015) Carpet Beetle Dermatitis. Entomological Notes https://ento.psu.edu/extension/factsheets/pdf/carpetbeetledermatitis （2019年8月30日アクセス）

安富和男, 梅谷献二（2007）衛生害虫と衣食住の害虫, 全国農村教育協会.

7.2

広渡俊哉（2004）屋内でみられる小蛾類, pp.54-66, 文教出版.

木野稔也（1977）京都大学結核胸部疾患研究所紀要, **10**(1/2), 30-37.

松崎沙和子，武衛和雄（1993）都市害虫百科，pp.163-165，朝倉書店.
中元直吉（2001）原色ペストコントロール図説 第Ⅴ集（日本ペストコントロール協会 編），pp.381-395，日本ペストコントロール協会.
中元直吉（2003）イガ類，生活害虫の事典（佐藤仁彦 編），pp.1-5，朝倉書店.
Urbach, E. and P. M. Gottlieb（1941）*J. Allergy*, **12**(5), 485-492.

8.1
川上裕司，杉山真紀子（2009）第 3 章：IPM とは？／第 4 章：カビ・害虫対策— IPM の実践—，博物館・美術館の生物学—カビ・害虫対策のための IPM の実践—，pp.99-122，雄山閣.
川上裕司（2012）防菌防黴，**41**(1), 53-59.
室内環境学会 編（2010）第 4 章 有害動物および愛玩動物と室内環境，室内環境学概論，pp.88-118，東京電機大学出版局.

8.2
害虫防除業中央協議会検討作業部会（2018）建築物ねずみ昆虫等防除業 防除作業従事者研修用テキスト 平成 25 年版，害虫防除業中央協議会.
森岡健志（2014）*Pest Control Tokyo*,（67），37-38.
日本家庭用殺虫剤工業会（2006）家庭用殺虫剤概説 III，日本家庭用殺虫剤工業会.
緒方一喜ほか（1985）ねずみ衛生害虫駆除ハンドブック，日本環境衛生センター.
鈴木 猛，緒方一喜（1968）日本の衛生害虫—生態とその駆除—，新思潮社.
田中生男 監修（2008）建築物における IPM 実践ハンドブック—新しい理念に基づく総合的有害生物管理—，中央法規.
田中嘉人（2011）ペストロジー，**26**(2), 69-74.

8.4
雨宮陽介ほか（2016）都市有害生物管理，**6**(1), 17-23.
Kawakami, Y. *et al.*（2016）*Indoor Environment*, **19**(1), 37-47.
川上裕司（2017）医薬の門，**57**, 38-44.
谷口正実，福冨友馬 監修（2015）あなたのまわりに潜む身近なアレルゲン—原因を特定して対処する—，メディカルレビュー社.
善財裕美，川上裕司（2010）「自然素材」でかんたん防虫—身近なものをつかった虫よけ・虫退治法—，PHP 研究所.

コラム A
宇宿一成（2004）西日本皮膚科，**66**(3), 217-219.
コラム B
平林公男（1991）日本衛生学雑誌，**46**(2), 652-661.
Kimura, G. and K. Hirabayashi（2008）*Jpn. J. Environ. Entomol. Zool.*, **19**(3), 133-140
Kovats, Z. E. *et al.*（1996）*Freshw. Bio1.*, **36**(2), 265-276.
西村 登（1981）昆蟲(1), **49**, 192-204.
コラム C
McMonigle, O. and R. Willis（2000）*Allpet Roaches*, Elytra and Antenna.
安富和男（1991）ゴキブリの話，技報堂出版.

＊引用・参考文献の完全版 PDF が朝倉書店 Web サイト（http://www.asakura.co.jp/）の本書サポートページからダウンロードできます.

索　引

編者略歴

川上 裕司 (かわ かみ ゆう じ)

1958 年　東京都武蔵野市に生まれる
1982 年　日本大学大学院農学研究科博士前期課程修了
現　在　株式会社エフシージー総合研究所 取締役・暮らしの科学部 部長
　　　　（独）国立病院機構相模原病院臨床研究センター 客員研究員
　　　　東京家政大学環境教育学科・同大学大学院，法政大学国際文化学部，
　　　　横浜美術大学美術学部 非常勤講師
　　　　博士（農学）

〔おもな編著書〕
　『博物館・美術館の生物学―カビ・害虫対策のための IPM の実践―』［共著］
　（雄山閣，2009 年）
　『自然素材でかんたん防虫―身近なものをつかった虫よけ・虫退治法―』［共
　著］（PHP 研究所，2010 年）
　『室内環境学概論』［編著］（東京電機大学出版局，2010 年）
　『吸入性アレルゲンの同定と対策』［分担執筆］（メディカルレビュー社，2014
　年）
　『室内環境における微生物対策』［編著］（技報堂出版，2016 年）　ほか 8 冊

アレルゲン害虫のはなし
―アレルギーを引き起こす虫たち―

定価はカバーに表示

2019 年 12 月 1 日　初版第 1 刷

編　者　川　上　裕　司
発行者　朝　倉　誠　造
発行所　株式会社 朝　倉　書　店
　　　　東京都新宿区新小川町 6-29
　　　　郵便番号　162-8707
　　　　電　話　03(3260)0141
　　　　FAX　03(3260)0180
　　　　http://www.asakura.co.jp

〈検印省略〉

真興社・渡辺製本

ISBN 978-4-254-64049-6　C 3077

Printed in Japan